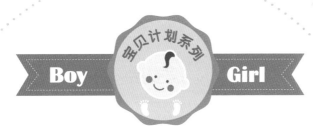

宝贝计划系列

Boy　Girl

备孕期调养全攻略

主　编　王欣煜　贾清华

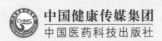

中国健康传媒集团

中国医药科技出版社

内容提要

备孕期要补充哪些营养？

备孕期饮食上有什么宜忌？

如何才能容易受孕？

备孕期要注意哪些生活细节？

如果身体有不适该如何调节？

备孕期在穿着上有什么讲究？

"准爸爸"如何参与到"备孕"中来？

......

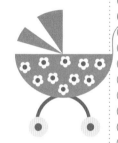

本书针对这些最热门的话题，为备孕的夫妻进行了最详细、科学、实用的解答。可以说，本书不仅是一本便于查阅的备孕宝典，还是一本内容丰富、通俗易懂、科学实用的"优生优孕"指南，是准妈妈、准爸爸们的必读书！

因此，为了孕育出最健康、最聪明的宝宝，准妈妈们一定要有本书相伴！

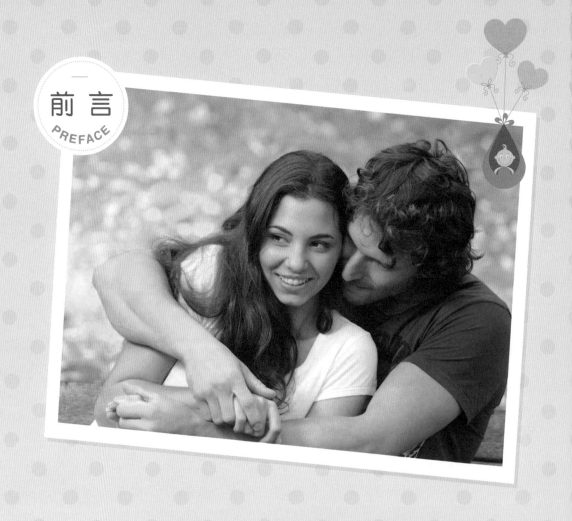

　　备孕是优孕的关键，孕前点点滴滴的付出和努力能让孩子赢在起跑线上。备孕与胎教以及抚养孩子同样重要，比如大多数人所熟知的孕前三个月开始补充叶酸，这也是备孕期最重要的任务之一，但除此之外，很多人就不太了解备孕期还要做什么准备工作。

　　本书旨在告诉准备要宝宝的夫妻，在怀孕前，要了解什么是备孕，为什么要备孕，如何备孕，以及如何达到怀上健康聪明宝宝的目的。

  备孕要从"身"和"心"两方面进行调整，包括自身的健康情况，是否具备了优良的孕育条件，营养如何合理搭配等等；还要注意调节自己的情绪，为孕期打造良好的情绪基础，从心理上准备好接受即将改变的生活，开始规划生活和工作，计划收入和支出等等。

  虽说宝宝是上天赐予的礼物，但是也要做好充分的准备来迎接这一珍贵的礼物。本书献给正在备孕路上的你们。

编者

2018 年 1 月

目 录 Contents

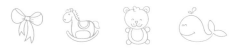

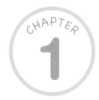

CHAPTER

1

备孕，从了解优生、优孕知识开始

了解"遗传",才能更好地"备孕"

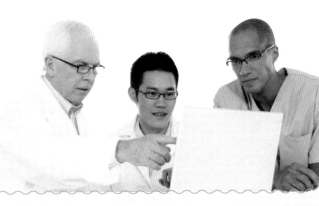

CHAPTER
3

备孕期，心理准备很重要

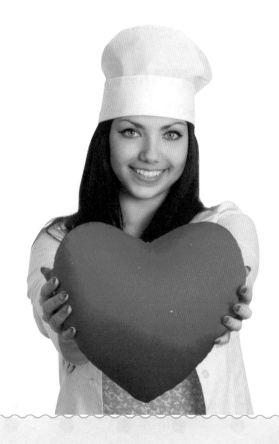

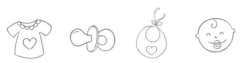

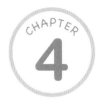

CHAPTER
4

备孕期要适当调整工作习惯

孕前体检，为迎接健康宝宝做准备

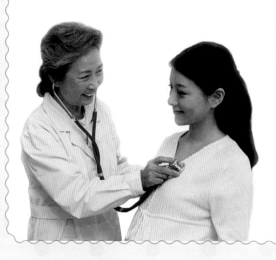

CHAPTER
6

备孕期要把"疾病"全赶走

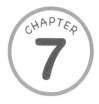

CHAPTER
7

必须注意的备孕期生活细节

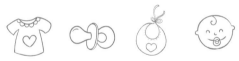
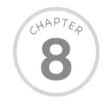

改变孕育环境，远离室内污染

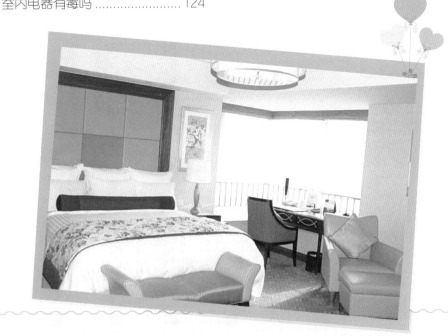

CHAPTER

9

备孕期的健康穿着能助孕

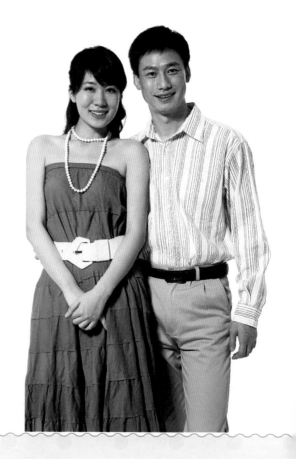

CHAPTER 10

夫妻生活要科学，受孕要讲究

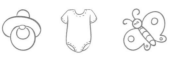
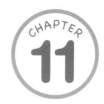

CHAPTER
11

运动健体，为怀孕做准备

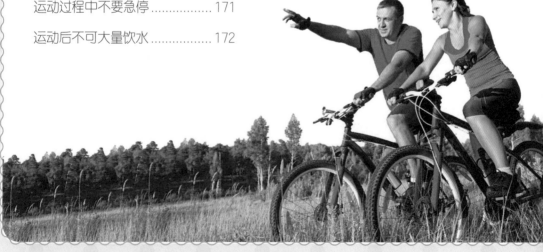

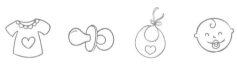

CHAPTER
12

备孕期的营养与饮食

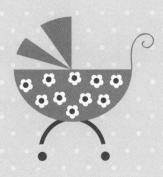

CHAPTER

1

备孕，从了解优生、
优孕知识开始

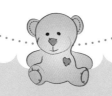

☽ 确保男女生殖系统是健康的

生殖系统是生物体用来繁衍后代的系统，对于想要开始孕育宝宝的夫妻双方来说，生殖系统是否健康是至关重要的。应该在孕前就做好相应的检查，并且积极治疗和纠正对怀孕不利的因素，为优生优育打下基础。

首先，应该先做自我检测，就是不需要借助任何医疗设备，只需根据"经验"，大致了解一下自身的孕育条件，做到心中有数，以便为到医院的正式检查提供参考。

男性 ♂

对于男性来说，应积极检查自身的状况，看看自己在生殖功能方面是否存在隐患。例如阳痿，除了心理因素外，阴茎异常、动脉硬化、高血压、前列腺炎、肥胖等也会导致阳痿；早泄，导致生理早泄的疾病有尿道炎、前列腺炎等；此外，睾丸是产生精子的地方，精液过多或过少都会影响精液质量。因此，无论是先天发育障碍还是后天的诸多因素引起的生殖功能异常，都会为备孕带来不便。

男性如果患有生殖系统疾病，主要是影响精子质量，因此男性在孕前进行精液常规检查，及时了解精液情况，如果有问题就可以在自然状态下进行精子优化治疗，提升精子质量之后再怀孕。

女性 ♀

女性作为孕育小生命的主体，健康自然不容忽视。女性生殖方面的疾病，很多时候是通过月经反映出来的。作为女性特有的生理特征，经期的长短、经量的多少、经期疼痛，都能提示身体的病变。

白带是女性生殖健康的另一个重要晴雨表。健康的白带是无色或乳白色且无味。如果白带突然增多或者带着难闻的异味，甚至颜色也发生改变，很可能是患上了妇科炎症，最好及时去医院检查并医治。

在自我检测的基础上，可以有针对性地到医院进行进一步的检查，更好地排除不健康因素。

此外，女性生殖系统疾病较男性多见，特别是感染和炎症。其中像是输卵管阻塞、子宫内膜异位等疾病，都会导致不孕，要特别注意。因此，维护生殖系统的健康，是成功受孕的第一步。

保证女性体内激素正常分泌

激素是由分泌腺分泌并存在和运行于人体内的一种物质。它对人体的影响从肌肤到性欲，从骨骼到生殖，从思维到情绪无所不在。对于准备怀孕的女性，更要关注激素在受孕过程中所起的关键作用。

女性的卵泡发育成熟成为卵子排出，这个过程，至少需要6种激素团结合作，只有保持体内激素正常分泌才能成功受孕，下面我们就具体来看看，女性为了保持体内激素正常分泌，需要做哪些孕前准备工作。

 微笑促进性腺激素

人体激素水平不稳定，大多是性腺功能不正常导致的，如何维持性腺激素的正常稳定，中医认为情志对激素分泌有一定影响，积极的情绪会让性腺激素趋于稳定，微笑和快乐是最简易的良方。

而女性的卵巢是机体重要的性腺器官，要保持卵巢的功能正常，首先下丘脑、脑垂体功能要保持正常，以分泌出正常的促性腺激素。因为下丘脑和脑垂体是卵巢的主管机构，如果这些组织出现肿瘤、炎症或损伤等病变，女性生殖功能就会受到影响。

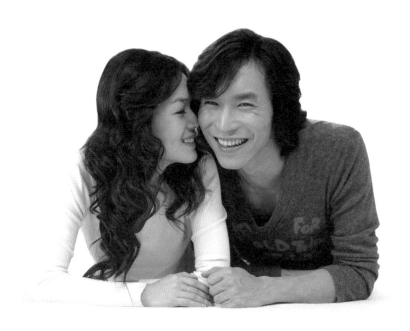

❷ 规律月经

女性气血运行失常，常出现痛经、月经失调或子宫肌瘤等问题，甚至工作压力大、精神紧张，都会出现月经紊乱，而根本原因在于体内激素的失调。除了根据个人的身体情况进行辨证施治、调理气血、化瘀散结外，更重要的是调整激素内分泌。特别是连续3个月月经不规律的时候，要及时看医生进行治疗。

❸ 控制焦虑激素

据研究，当压力持续存在或经常发生时，体内会产生大量的"焦虑激素"，加重紧张感。当"焦虑激素"分泌过多时，会打破原有的激素平衡。虽然女性可能比男性更耐受压力，但当工作紧张、人际关系紧张、婚姻出现问题时，女性却更容易情绪波动，焦虑不安，从而激素分泌紊乱，影响卵巢排卵能力。

女性卵子要品质优良

卵子是由卵巢所产生的。女性在出生时，卵巢内已经有未成熟的卵子存在，而且在出生后卵子数目不会增加。卵子承担着人类繁衍生命的使命。

然而现代女性的独立性，也使她们承担了越来越多的工作压力、生活压力，于是在压力下，养成吸烟、酗酒、熬夜等不良习惯，无形中透支着健康。身体不健康，必然会影响到生理健康，这在无形中也影响着卵子的活力，降低受孕概率。除了尽力避免这些不良习惯外，还要从生活细节着手，调整饮食，坚持锻炼，保持卵子的品质优良。

饮食

食物以天然低脂为佳，新鲜的瓜果蔬菜含有大量的植物纤维和维生素，既可以美容也可以保持机体活力；反之，饮料、零食等食物经过深度加工，含有许多对身体不利的添加剂，损害卵子的健康，最好少吃；还有咖啡因也会对激素分泌产生消极影响，降低受孕概率，所以，对咖啡、浓茶尽量远离。

运动

体重过重或过低都会影响怀孕。腰腹部肥胖容易引起代谢综合征，导致体内雄性激素增加，从而引起多囊性卵巢症及多毛症，造成不排卵或不孕。

而体重过低会造成脑下垂体分泌促滤泡素及促黄体素不足，影响卵泡发育成健康成熟的卵子，引发慢性不排卵及不孕症。

有氧运动能提高心肺功能，让全身各组织、器官得到良好的氧气供应，促进机体代谢，如游泳、走步、慢跑、踏车等。全身各器官功能良好，内分泌系统就能正常运作，卵子也就能得到最好的呵护。

减压

受孕是个系统的过程，需要身体各器官的共同协作。体内的激素只有在大脑皮层的控制下才能正常工作。如果背负压力，精神始终处于紧张、焦虑的状态，大脑皮层就无法使激素正常分泌，抑制卵巢的正常排卵功能，从而使受孕成为一种奢望。睡眠又是修护机体、调整激素分泌水平的最好方式，压力过大时，可以通过睡眠进行适当的缓解。

男性精子要活力十足

不少男性都有精子活力低的情况，精子活力低又称弱精症，男性患弱精症会影响到生育情况，但是并不是说不可以生育，很多时候即使男方存在弱精症也会顺利使女方受孕，不过这样的受孕还是存在一定风险的。

首先，弱精症的患者实现优生是很不容易的，弱精症的受孕存在一定的偶然性，即使是轻度的弱精症精子活动能力也比正常情况下的要低，这样也就保证不了精子的质量，在这种情况下受孕，从优生的角度考虑还是有一定弊端。

其次，很多怀孕的妇女会在妊娠期间内出现早产或者是流产的现象，这些可能是因为精子质量不够高所造成的，所以对弱精症应该给予足够的重视，治好后再准备怀孕，这样才有利于怀一个健康宝宝。

怎样才能保证男性精子健康活力呢？中医学认为，男人精子也靠"养"。

良好的生活习惯创造精子宜居环境。由于目前人们的工作较紧张，应酬较多，一些不良的生活起居习惯会造成精子的活力下降，如生活不规律、饮食嗜辣、穿过紧的牛仔裤等。因而，应注意不嗜酒、辣，不穿或少穿牛仔裤。

另外，频繁桑拿可能是男子不育症的元凶。正常情况下，精子在34℃～35℃的恒温环境下才能正常发育，桑拿室温高达70℃～80℃。高温影响精子质量，不利于优生优育。

提倡卫生的性生活。人们只知道不洁性交会感染性病，但极少知道生殖道感染对精子的活力产生非常大的杀伤力。精液被感染后会显著影响精子的活力，就好比将鱼养在污水里一样。年轻人的感染机会主要来源于不洁性生活，因而性生活必须是安全且卫生的。

不少男性在生殖和性生活方面出现问题后，通常会简单地从肾虚方面来寻找答案，导致了滥用药物的情况。正确做法是一旦发生生殖道感染，应及时看医生，不可随便地找点药来吃，草草了事。一旦错失了治疗良机，形成慢性生殖道感染，更会增加治疗的难度。

精子+卵子=受精卵

性交后，男性射出的精液中约含数以亿计的精子，精子靠它的尾巴摆动，以每分钟2～3毫米的速度游动，经过阴道、宫颈、宫腔后，到达输卵管，和卵子"会合"。精子和卵子相会形成受精卵，这个过程就是受精的过程。

首先卵外周的放射冠细胞在输卵管黏膜和精液内的酶作用下分散，若干个精子借尾部运动穿越放射冠。精子顶体释放透明酸酶和神经胶酶，消化卵子外周的透明带，并穿入透明带。当一个精子进入卵子时，受精过程即开始。

受精过程中，精子在数量、形态结构、生化反应等方面都发生了很大的变化。精子进入卵细胞后，尾部消失，头部变圆膨大，形成雄原核；卵细胞完成第二次有丝分裂后，其细胞形成雌原核。雄原核和雌原核的染色体融合在一起时，则标志着受精过程的完成。整个受精过程约需24小时。

阴道，要保证正常的细菌环境

正常状态下阴道里不是无菌的，有几种细菌以一定的比例在其中生长，常见的菌有：乳杆菌、棒状杆菌、肠球菌、表皮葡萄球菌、非溶血性链球菌、大肠埃希菌等等。比较主要的是乳酸杆菌，它能维持阴道的酸性环境，抑制其他菌群的生长。

正常菌群产生的代谢产物可以构成防止外来细菌侵入的生物屏障，并且各种菌相互作用、相互制约而维持着阴道内环境的平衡，提高人体免疫力。

但是如果免疫功能底下，或者一次接触的致病菌太多，或者是正常菌群中的某种或几种受到破坏，另一些菌群大量的繁殖，就会导致感染的发生了。

比如，越来越多的女性选择用洗液清洁私密处，频繁使用各种洗液清洗、阴道灌注，会连同有益菌也冲走，破坏阴道内环境的酸碱性、扰乱正常菌群，酸碱度被改变，则不适合乳酸杆菌生长，阴道失去共生菌保护，就像没有了防护网，致病菌必然会急剧生长，破坏阴道的健康。

因此，避免阴道菌群失调是每个女性的必修课。

1

女性只需每天用温水清洗私处，不要经常用洗液、沐浴液。曾患过宫颈炎、阴道炎的女性也不必过分担忧，老觉得私处有致病菌。出于治疗目的可以在医生指导下使用治疗冲洗剂，但经过足够疗程的治疗后，千万不要当作冲洗洗液长期使用。

2

长期久坐、穿紧身裤、用护垫，会导致女性私密处经常处在潮湿、温暖的环境下，再加上空气流通差、散热难等，特别适合霉菌生长，久而久之，就会阴道菌群失调。要注意内裤、卫生巾的及时更换、清洁。

3

坚持运动锻炼。当女性身患疾病时，身体抵抗力下降，阴道内霉菌等致病菌就会滋生。因此，建议女性要经常参加体育锻炼，把机体抵抗力维持在一个较高水平。

子宫，胎宝宝的第一个"家"

子宫——女人身体里的梨形器官，宝宝在这世界上第一个温暖的家。

母亲的子宫是胎宝宝的第一个环境，小生命在这个环境里的感受将直接影响胎宝宝性格的形成和发展。如果这里充满和谐、温暖、慈爱的气氛，那么胎宝宝幼小的心灵将受到同化，意识到等待自己的那个世界是美好的，进而逐步形成热爱生活的优良性格。

因此，未来的父母应把握这一特点，为宝宝一生的幸福着想，从现在起，尽力为腹内的小生命创造一个美好的生活环境，使胎宝宝拥有一个健康美好的精神世界。

1 首先做好计划生育，避免多次人工流产。偶尔一次"人流"，只要是准备充分，操作正规，尚不会对子宫造成较大的伤害，但次数过多或两次"人流"之间相隔时间太短，则后果严重，常可导致子宫内感染或子宫损伤，甚至危及以后的孕育。

2 其次是，性生活时注意卫生，女性病原体可经阴道进入子宫腔内，引起子宫内膜感染。另外，男性的包皮垢对宫颈的刺激是引起了宫颈癌的因素之一，所以性生活时，夫妻双方都要做好清洁工作。

3 其三，夫妻间性生活要有节、有度，并注意清洁卫生。妻子一旦进入孕期，性生活应予以严格限制，尤其是在孕早期与孕末期三个月，严禁性交，以防宫内感染。

4 其四，孕期要遵照医嘱，定期做好产前检查，特别要警惕有无阴道流血。一有异常出现，立即就医。

因为子宫对于女人的重要性是不言而喻的，它不仅是管理女性内分泌的器官，又是孕育胎儿的器官。作为女人，不管是为了将来宝宝有个"好房子"，还是对于自己的健康来说，都要细致的关心和呵护宝宝的第一个"家"。

如何让子宫处于最佳受孕位

 前位子宫受孕的机会多

　　子宫在盆腔内的位置可分为前位子宫、中位子宫和后位子宫。在正常情况下，子宫位于骨盆中央处于前倾位，整个子宫颈与子宫好像一杆秤，支点在子宫颈，如子宫部在前倾位，子宫颈向下向后，这样有利于怀孕，因为夫妻同房后，由于精液积聚在阴道后穹窿，故向下的子宫颈浸泡在精液内，有利于精子向子宫腔内移动，结合成受精卵。

后位子宫受孕的机会小

　　反之，当子宫颈位置后倾时，则子宫颈呈上翘状态，子宫颈距离精液比较远，不容易浸泡在精液中，从而影响怀孕。子宫位置常与流产或睡眠姿势有关，流产及长期仰卧睡眠的妇女，容易造成子宫后位。

　　所以说，前位子宫受孕的机会多，后位子宫受孕的机会小。但是，纵然"子宫后位"，相信自己，积极治疗，仍然会有幸"孕"降临在你的身上！

　　一般来说，后位子宫提高受孕概率的方法有两个：一是夫妻在性生活以后，女方立即改变姿势，作俯卧姿势睡半小时，这样可以使精液流向阴道前穹窿处。二是在性生活时及性生活后的一段时间，将女方臀部垫高，使精液向穹窿处集中，使子宫颈被精液浸泡而受孕。

　　子宫后位的女性还可以使用特殊的性交体位，如：女方跪下或俯卧后用枕头、被子垫高下体，男方使用从后面进入的性交方式。性交结束后女方仰卧，垫高臀部平卧30分钟左右，以利于卵子和精子的顺利结合。

高质量的性生活有助怀孕

　　除此之外，高质量的性生活，也有助于后位子宫怀孕。女性在达到性高潮时，血液中氨基酸和糖分能够渗入阴道，可以使精子在阴道中的运动能力增强；而性快感与性高潮又促进子宫收缩及输卵管蠕动，有助于精子上行，同时，小阴唇充血膨胀，阴道口变紧，便于精液贮存于阴道内，并使平时闭锁的子宫颈口松弛张开，使精子容易进入。

卵巢，卵子都在这里待命

卵细胞（即卵子）是由卵泡产生的，这是卵巢的功能之一。女婴出生时，卵巢内约含75万个原始卵泡，随着年龄的增长，绝大部分原始卵泡逐渐解体而消失。从青春期开始，每月有一定数量的卵泡生长发育，但通常只有一个卵泡成熟（大约经历28天），排卵多在月经周期第14～16天。排卵后卵子存活数小时，此时，卵子如遇到精子即受精成为孕卵（受精卵）。

卵巢内有多种结构相互作用，维持妇女的排卵周期。根据卵巢结构功能的变化，分为卵泡期、排卵期、黄体期。

卵泡期	卵巢内一组卵泡群进入"生长发育轨道"，约在周期第七天，发育的卵泡群中，有1个卵泡优先发育成为优势卵泡；其余卵泡皆逐渐退化闭锁。
排卵期	排卵时随卵细胞同时排出的还有透明带、放射冠及小部分卵丘内的颗粒细胞。排卵多发生在下次月经来潮前14日左右，卵子可有两侧卵巢轮流排出，也可有一侧卵巢连续排出。
黄体期	排卵后卵泡液流出，卵泡腔内压下降，卵泡壁塌陷，形成许多皱襞，卵泡壁的卵泡颗粒细胞和卵泡内膜细胞向内侵入，周围由结缔组织的卵泡外膜包围，共同形成黄体。黄体的功能主要是使子宫内膜转变为分泌期，为接纳孕卵着床及维持早期胚胎发育做准备。

如何避免卵巢功能衰退

卵巢是女性重要的内分泌腺体之一，其主要功能是分泌女性激素和产生卵子。例如，女性发育成熟后，分泌雌激素和孕激素，在其影响下，月经来潮。同时雌激素能促进女性生殖器官、第二性征的发育和保持，可以说女性能焕发青春活力，卵巢的作用功不可没。

卵巢功能减退，雌激素分泌受影响，卵泡发育成问题，女性就无法正常排卵，因此影响生育。雌激素的减少甚至带来身体迅速发胖、乳房下垂、腰腹部突出、臀部下垂、大腿变粗等影响。因此要增强保健意识，改变不良生活习惯，建立文明科学的生活方式，避免卵巢功能早衰。

饮食方面要注意营养平衡

除了蛋白质足量摄入外，脂肪及糖类应适量，同时特别注意维生素E、D及矿物质如铁、钙的补充。其中适当补充维生素E可以清除自由基，改善皮肤弹性，推迟性腺萎缩的进程，起到抗衰老的作用，并可调节免疫功能。

要适当加强运动

运动有利于促进新陈代谢及血液循环，延缓器官衰老。运动应该量力而行，循序渐进，如慢跑、散步、广播操、太极拳均是较适宜的运动。

维持和谐的性生活

可增强对生活的信心，精神愉快，消除孤独感，缓解心理压力，并能提高人体免疫功能。

进行科学的治疗

除上述健康习惯外，还可进行科学的治疗，通过手术治疗和激素治疗延缓早衰。手术治疗：对于因卵巢血管因素导致卵巢营养缺失发生的功能衰退，要早治疗，在卵巢功能丧失殆尽前尽早行血管搭桥手术，恢复卵巢血管供应，使卵巢再现生机。激素治疗：由于长期处于低雌激素状态下，所以应及时补充雌激素。对于有可能恢复卵巢功能且期望生育者也可加用促排卵药物。

输卵管，受精卵从这里输入子宫

输卵管能在一定的时间内将精子和卵子分别从相反的方向输送至壶腹部，并创造适宜环境，使两者结合为受精卵。

卵巢排出卵子后，输卵管漏斗部便"拾捡"卵子，并使之飘浮于输卵管液中。

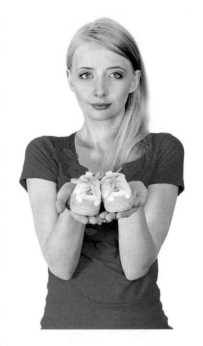

当精子从子宫腔进入输卵管后，其运行受卵巢激素的控制，输卵管蠕动的方向由近端向远端，推动精子由子宫角向输卵管壶腹部移动。同时，子宫内膜分泌增加，其液体向腹腔方向移动，从而有助于精子的运行。在输卵管壶腹部，由于大量的皱襞有利于精子与卵子在此停留、受精。

受精卵继续停留在输卵管内发育分裂，直至子宫内膜及子宫肌层已成熟而变得适宜受精卵着床之时，再由输卵管输送进入子宫腔。

然后，受精卵在孕激素作用下，又借助于输卵管的蠕动性收缩和纤毛的摆动，向子宫腔运行。

雄激素在生育过程中所起的作用

雄激素，其实是一系列激素的总称，其中产量最多、作用最强的是睾酮。男人的雄激素主要由睾丸分泌，女人虽然没有睾丸，但卵巢与肾上腺都有产生雄激素的功能，医学上称为腺内合成。另外，脂肪、肌肉等组织也通过腺外合成，产生少量雄激素。

有些雄激素在整个妊娠期在母体循环中一直有升高。这种雄激素的升高对妊娠期和分娩中的关键步骤可能起到了调节作用。例如，雄激素被认为对足月时的宫颈重塑有重要作用，它可以通过调节宫颈胶原纤维的排列促进宫颈成熟。也有一些研究认为雄激素可能对子宫肌层的松弛有作用，进而避免早产的发生。

如果女性睾酮长期处于过高水平，雌激素水平过低，会抑制促卵泡激素水平，引起卵巢卵泡不能发育成熟，不能排卵，而形成囊状卵泡，最后成为多囊卵巢综合征，而导致不孕症。

雄性激素的生理作用，在胎儿时期就有了，特别是男性胎儿。男性的内生殖器和外生殖器都是在雄性激素作用下形成的。相反，如果胎儿身体内缺乏睾酮或者睾酮数量不足，胎儿的性器官就会出现畸形或发育不全，例如隐睾症等。

从精液颜色中检查男性健康

正常男性精子的颜色应该是乳白色或灰白色。颜色的改变就可能预示着某些生殖健康方面的疾病存在，因此，男性朋友可以通过日常随时观察精液颜色，规避有可能发生的健康危险。

异常的精液颜色包括：

1. 精液呈黄绿色　表明生殖道内有炎症，很可能是前列腺和精囊的化脓性感染。

2. 精液发黄　如果禁欲时间较长，由于物理化性质改变，颜色会黄些。若有正常性生活而精液持续发黄，表明生殖道内有炎症，很可能是前列腺炎、精囊炎，如不及时治疗会影响精液质量甚至引起不育。

3. 精液呈红色　表明精液中含有红细胞，通常称为"血精"。血精多数由精囊炎或前列腺炎所致。这类由炎症引起的血精多为淡红色。如果因血管畸形引起小血管破裂，血精呈鲜红色，并有血凝块。

哪些因素会影响精子的质量

引起精子质量下降的原因，除了先天的疾病外，有些则是生活中一些人为因素造成的。其中，以下几种因素已在研究中证明，对精子质量的影响最大。

烟酒

吸烟一直以来都是影响身体健康的大敌，对精液的影响同样明显。吸烟者与非吸烟者相比，精液质量的各项主要指标都显著降低，精子的畸形率升高。另外，慢性酒精中毒的患者会出现睾丸萎缩，导致精液质量下降，因此，男性也要避免经常性的过度饮酒。

辐射

辐射对人体的健康已被确定有明确的影响。小剂量的辐射会影响机体发育，大剂量的辐射可引起睾丸组织结构的改变，增加精子的畸形率，降低精子数量、密度。日常生活中，辐射源很多，微波炉、电脑、电视机、空调、手机等，都会产生辐射。因此，男性平时应尽量减少与辐射源的接触，但也不必过度紧张。

高温高热

"低温环境"是精子的最佳孕育空间，高温对精子来说是生存的残酷大考验。高温对睾丸会产生损害，在现实生活中，男性应尽量避免在高温环境中停留过长时间，如洗桑拿浴和用热水泡澡等。

饮食

有些男性挑食，不喜欢吃动物性食品，长此以往，会使体内含锌量下降，亦影响男性精子的质量。男性平时应该多吃含锌、硒较高的食品，如牛奶、玉米、黑米、黑豆等。

环境

长期生活在化学物质多的环境中，会干扰生物体内的内分泌系统，甚至导致生殖器官畸形。因此，处于生养期的男性应避免化学接触和盲目服用药品。

情绪

生活中，应该尽量保持乐观的情绪，因为情绪不好，会直接影响神经系统和内分泌的功能，使睾丸生精功能发生紊乱，精液中的分泌液成分也受到影响，极不利于精子存活，大大降低了受孕成功概率。

月经周期与生育的关系

出血的第1天为月经周期的开始，两次月经第1天的间隔时间称为月经周期。正常情况下月经是呈现规律的周期性，女性的月经周期平均是28天，周期在21～35天之间都属于正常的。

如果月经周期低于21天，常常同时伴有黄体功能不足，大多会存在黄体过早衰退，导致月经周期偏短。对于少数正常排卵的，当然不影响受孕；但对于周期较短的大多数女性来说，往往要么是卵子发育不好，进而黄体功能不足，要么是黄体早衰，因而影响受孕。

> 对于月经周期超过35天的，一是因为卵子发育速度慢，不容易生长成为饱满的优质卵子；二是卵子在排出后往往会延续前面的缓慢发育的速度，那么受精卵就有可能在后来分裂中出错，导致胚胎的染色体异常，从而发生流产。

如果女性的月经周期发生变化，变长或者变短，虽然仍比较规律，但仍然要引起注意。这可能提示卵巢的储备功能在下降，容易发生不孕。

女性正常的经期时间为3～7天，如果女性的月经周期不在这个范围内，就要警惕疾病和不孕了。

如果行经时间小于3天，可能是雌激素不足，卵泡发育不好，或者子宫发育不良，或者是子宫内膜太薄，想要孕育胎儿自然也比较困难。

如果经期超过7天以上就是经期过长，这时候要小心可能是疾病的困扰，雌激素分泌不足、黄体萎缩不全、黄体功能不足以及盆腔炎症、子宫内膜息肉、子宫内膜炎、子宫内膜异位症等均可引起月经过多和经期延长。而所有这些都会影响受孕的。

正常的月经量，在30～100毫升之间，平均70毫升左右。过多或过少，均显示可能存在子宫内膜的病症。

什么是月经不调

月经不调也称月经失调，是妇科常见疾病，表现为月经周期或出血量的异常，可伴月经前、经期时的腹痛及全身症状。

表现为月经不调的有以下几种情况：

1 不规则子宫出血

这是一个临床症状，具体包括：月经过多或持续时间过长或淋漓出血。常见于子宫肌瘤、子宫内膜息肉、子宫内膜异位症等疾病。

2 功能失调性子宫出血

指内外生殖器无明显器质性病变，而由内分泌调节系统失调所引起的子宫异常出血。是月经失调中最常见的一种，常见于青春期及更年期。分为排卵性和无排卵性两类，约 85% 病例属无排卵性功血。

3 闭经

是妇科疾病中常见的症状，可以由多种不同的原因引起。通常将闭经分为原发性和继发性两种。凡年过 18 岁仍未行经者称为原发性闭经；在月经初潮以后，正常绝经以前的任何时间内（妊娠或哺乳期除外），月经闭止超过 6 个月者称为继发性闭经。

4 绝经

绝经意味着月经终止，指月经停止 12 个月以上。但未绝经期常有月经周期和月经量的改变，表现为月经周期缩短，无排卵和月经量增多。

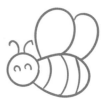

学会推算排卵期

排卵期是育龄女性特有的生理周期，它在受孕这一复杂的生理过程中起到了极为重要的作用。每个月，正常育龄女性的体内都会有一枚成熟的卵子从卵巢排到输卵管中，而男性则会通过性生活将精子射入女性体内，精子在此可存活2~3天左右。而卵子从排出后15~18个小时受精的效果最好，如果超过24小时未受精，就会开始变性，受精能力随之减弱或失去，这段可能受孕的时间叫作排卵期。育龄女性在排卵期前后一定阶段保持性生活，可大大增加受孕的机会。由此我们可以了解到，准确掌握排卵期的规律对于顺利受孕是多么重要，也能使暂时不想怀孕的夫妻在未进行避孕措施时达到避孕目的。

自测排卵期的方法包括常见的推算法，常用的有三种。

1 **推算法**

大多数女性在下次月经前两周左右（14天）排卵，可以根据较规律的月经周期来推算排卵期。推算方法：从下次月经来潮的第1天算起，减去14天就是排卵日，而排卵日及其前5天和后4天加起来的时间段称为排卵期

例如，月经周期为28天，本次月经来潮的第1天为12月2日，下次月经来潮是12月2日加28天＝12月30日。我们再从12月30日减去14天，得出的日期是12月16日的前5天和后4天，也就是12月11日~20日为排卵期。

有些女性的月经周期非常规律，但是也有人会由于情绪波动大、压力较大、失眠、患病、用药、运动量过大等因素使得月经周期发生明显变化。如果想准确的测出自己的月经周期，就要计算约6个月的周期，从中选出最长和最短的两次周期分别计算。这样算出来的数值，选头尾最长的时间，即为最终受孕期。

2 **测量基础体温**

基础体温是指在经过较长时间睡眠后醒来（至少6个小时，醒来时间最好为清晨），尚未进行任何活动及说话前，所测得的体温。基础体温与月经周期一样，在排卵的作用下呈周期性变化。排卵前基础体温较低，排卵

后基础体温会在孕激素及黄体的刺激下升高，并一直持续到下次月经来潮。

由于测量基础体温的方法只能提示排卵已经发生，而无法预告排卵何时发生，这就需要正在备孕的女性每天都检查对基础体温进行测量，将测量结果记录在一张体温记录单上，并连成曲线，这样就可以较清楚地看到基础体温是从何时升高的。在基础升高的3天内是易孕期，从第4天起直到下次月经来潮前即为"排卵后安全期"。

由于基础体温会受到很多因素干扰，这就需要结合推算法、观察宫颈黏液法，以便能准确地掌握自身排卵时间。

③ 观察宫颈黏液

宫颈黏液观察法通常是到医院去做，如果条件不允许，也可以在家用简易方法来操作。

宫颈黏液的分泌随着雌激素的变化而变化。月经周期中的第9~10天后，宫颈黏液在雌激素的作用下分泌量增加，浓度降低，呈乳白色，此时外阴会有湿润感，这种黏液被称为易受孕型宫颈黏液；到了排卵前几天，宫颈黏液的含水量更多，呈现出清亮如蛋清状，黏稠度最小，用拇指和食指蘸取适量后可拉成很长的丝状，外阴有明显的湿润感，这种黏液为极易受孕型宫颈黏液，在这一天及其前后三天为排卵期。

观察时，可利用起床后、洗澡、小便前的机会，用消毒过的手指从阴道口取黏液进行检查，如果发现黏液少而黏稠，且外阴干燥状，这说明排卵期已过，现在处于排卵后的避孕安全期。

✿ 无排卵性月经

一次月经来潮都标志着卵巢排出一个成熟的卵子。但实际上，有的妇女虽有月经，却不能排卵，医学上称为无排卵性月经。不排卵，当然就不能受孕。

无排卵的月经，较常见的是不规律的阴道出血，也就是说出血的间隔时间、持续的天数和血量的多少均毫无规律。一般讲，间隔少于21天的月经，或是每次流血短则几天，长则数月，血量少则点滴出血，多则量多而来势急剧，后者常因出血量太多引起头晕、头昏、无力等贫血症状，均常见于无排卵月经。

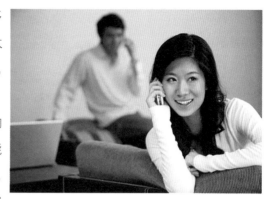

无排卵月经的原因是，卵巢表面的卵泡成熟后不破裂，成熟的卵子就不能排出，而卵巢照样能分泌激素。因此，子宫内膜在这些激素的作用下，仍然周期性地起着变化，表现出来的就是月经，却并不排卵。

无排卵月经严重时易发生双侧多囊性卵巢综合征，渐渐地影响到内分泌调节，出现闭经等其他症状。

一向月经规律的妇女，突然出现不规律，表现为月经提前或错后，或者出血不止，常提示可能是无排卵性月经。

有些年轻妇女，月经间隔越来越长，甚至闭经，偶尔伴随毛发增多及下腹不适等症状，这也应引起注意，是不是已经不排卵了。如果有条件的话，可以测试基础体温2~3个月，若体温曲线呈单相，即始终呈现平稳的直线，就可初步自己诊断为不排卵性月经了。

体重太轻影响生育

女性正常排卵至少需要22%的身体脂肪（正常成年女性的体重包含约28%的脂肪）。当身体脂肪过少时，会破坏激素从大脑流向脑下垂体。这意味着从脑下垂体发给卵巢释放卵子的正常信号就不会出现。

所以，即使有大量健康的卵子，也会因为无法释放出来而没办法怀孕。如果低于理想体重的15%，月经周期很可能会变得不规律。如果身体脂肪低于正常水平30%，月经周期也多半会完全停止。

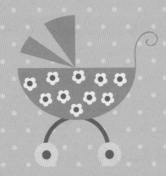

CHAPTER

2

了解"遗传",
才能更好地"备孕"

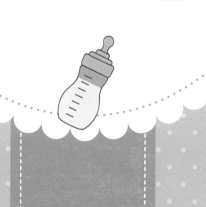

揭开遗传的面纱

遗传是指经由基因的传递，使后代获得亲代的特征。遗传是生物界所特有的一种现象。子代与亲代在形态结构，生理活动，和生化代谢等性状都十分相似的现象，称为遗传。

遗传的物质基础是基因，存在于染色体（DNA）上，通过这种物质，亲代把其性状传给后代，而后代的基因来自两个亲代，即父亲和母亲。

科学家们把遗传形象地比喻为一张人体设计图。它通过妈妈的卵子和爸爸的精子传向孩子，孩子从而继承了双亲的各种各样的特征。当然，在双亲中没有表现出来的或不明显的特征也可能在孩子中表现出来。这就是显性遗传和隐性遗传之分了。

所谓显性遗传，是指在其中一方的遗传因子的影响下就能表现出特征的遗传；而所谓隐性遗传，是指需要爸爸和妈妈的遗传因子结成对才能表现出特征的遗传。

举例来说，如果妈妈是B型血、爸爸是A型血、孩子是O型血的话，则孩子所继承的O型就是我们所说的隐性遗传。也就是说，其实妈妈是BO型血、爸爸是AO型血，B和A均为显性基因，O是隐性基因，两人的O型的遗传因子结成对而被孩子所继承。

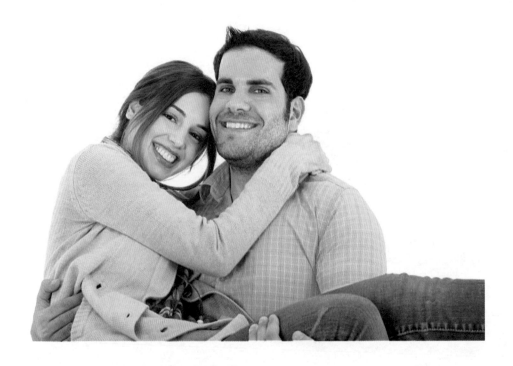

"遗传基因"，你懂多少

基因（遗传因子）是遗传变异的主要物质。基因支持着生命的基本构造和性能。储存着生命的种族、血型、孕育、生长、凋亡过程的全部信息。生物体的生、长、病、老、死等一切生命现象都与基因有关。它也是决定生命健康的内在因素。

基因有两个特点，一是能忠实地复制自己，以保持生物的基本特征；二是在繁衍后代上，基因能够"突变"和变异，当受精卵或母体受到环境或遗传的影响，后代的基因组会发生有害缺陷或突变，绝大多数产生疾病，在特定的环境下有的会发生遗传，也称遗传病。在正常的条件下，生命会在遗传的基础上发生变异，这些变异是正常的变异。

关于"染色体"的秘密

染色体是细胞内具有遗传性质的遗传物质深度压缩形成的聚合体，易被碱性染料染成深色，所以叫染色体（染色质）；染色体和染色质是同一物质在细胞分裂间期和分裂期的不同形态表现而已。其本质都是脱氧核糖核酸（DNA）和蛋白质的组合（即核蛋白组成的），不均匀地分布于细胞核中 ，是遗传基因的主要载体。

人体内每个细胞内有23对染色体。包括22对常染色体和一对性染色体。性染色体包括：X染色体和Y染色体。含有一对X染色体的受精卵发育成女性，而具有一条X染色体和一条Y染色体者则发育成男性。这样，对于女性来说，正常的性染色体组成是XX，男性是XY。这就意味着，女性细胞分裂产生的配子都含有一个X染色体；男性产生的精子中有一半含有X染色体，而另一半含有Y染色体。

精子和卵子的染色体上携带着遗传基因，上面记录着父母传给子女的遗传信息。同样，当性染色体异常时，可形成遗传性疾病。而生男生女是由父亲决定的。

相貌与遗传

大部分漂亮的准爸妈，都会生下可爱的宝宝，但也有一小部分的宝宝，好像不像爸爸也不像妈妈，更像是舅舅，或者姑姑。

所以在宝宝的外貌方面，并非有统一的定调来证明孩子是像谁多一点，因为不同的外貌有不同的遗传规律。

肤色	取爸妈双方平均值。肤色的遗传，是非常公平的，它遵循着"平均"的自然法则，让人别无选择。若父母皮肤较黑，不会有白嫩肌肤的子女；若一方皮肤偏白一方皮肤偏黑，大部分会给子女一个"中性"肤色，但也会有意外，可能偏向其中一方。
眼睛	眼球的黑色等深颜色相对于浅颜色而言是显性遗传，孩子的眼睛颜色会偏向深色的一方。
下巴	是不容"商量"的显性遗传，"像"得让你无可奈何。比如父母任何一方有突出的大下巴，子女们常毫无例外地长着酷似的下巴。此外大耳垂、酒窝等特征，也是显性遗传。
双眼皮	遗传性比较特殊，一般来说，单眼皮者与双眼皮者结婚，孩子极有可能为双眼皮。值得注意的是，初生的单眼皮孩子，以后大多会自然变成双眼皮，千万不要过分性急地请医生或美容师为孩子开双眼皮，眼皮的变化一般要到45岁才固定。根据统计，这个年龄人类双眼皮的比例为83%左右。
萝卜腿	酷似父母的那双脂肪堆积的腿，完全可以通过充分的健美运动而塑造为修长健壮的腿。

♪ 血型与遗传

人类血型有很多种型，而每一种血型系统都是由遗传因子决定的，最常见的血型系统为ABO血型，分为A、B、AB、O四型；其次为Rh血型系统，主要分为Rh阳性和Rh阴性；再次为MN及MNSs血型系统。据目前国内外临床检测，发现人类血型有30余种之多。

一般来说血型是终生不变的。血型遗传借助于细胞中的染色体。

ABO血型系统的基因位点在第9对染色体上。人的ABO血型受控于A、B、O三个基因，但每个人体细胞内的第9对染色体上只有两个ABO系统基因，即为AO、AA、BO、BB、AB、OO中的一对等位基因，其中A和B基因为显性基因，O基因为隐性基因。

大多根据父母的血型即可判断出以后出生的小宝宝可能出现的血型。

血型的遗传规律–血型遗传规律表

父母血型	子女会出现的血型	子女不会出现的血型
O 与 O	O	A,B,AB
A 与 O	A,O	B,AB
A 与 A	A,O	B,AB
A 与 B	A,B,AB,O	——
A 与 AB	A,B,AB	O
B 与 O	B,O	A,AB
B 与 B	B,O	A,AB
B 与 AB	A,B,AB	O
AB 与 O	A,B	O,AB
AB 与 AB	A,B,AB	O

智商与遗传

在遗传学上，科学家发现与智力相关的基因主要是集中在X染色体上面，准妈妈拥有2个染色体，准爸爸则是拥有X与Y染色体各一条。所以，男宝宝的染色体表现为XY，这个X染色体正是来自母亲，也就是由母亲决定其聪明与否。而女宝宝的染色体表现为XX，X染色体分别来自父母双方。尤其是对聪明的孕妈们来说，生育一个男宝宝，基本就是像母亲，而生个女娃则是受父母双方的影响。

当然，决定智力的因素包括很多，除了遗传之外，还包括环境、营养、后天教育等多方面。单单从遗传学的角度来说，遗传基因对智力的影响大约占六成左右。只有先天和后天相结合，才能将宝宝的智力得到最大限度的发展。

性格与遗传

性格一半来自遗传，一半来自后天。如果从父母一方获得的遗传物质可以确定子女的身体特征，那它也会影响他们性格的某些方面。

在宝宝尚未出生之前，由于父母双方中母亲的卵子质量比较大，同时由于受精卵在母体成长10个月，与母亲有更长的接触时间，会造成母亲对孩子性格的影响更大。但这也不是必然的，如果父亲的精子质量相对要高一些，那么其对孩子的性格贡献也要大一些。

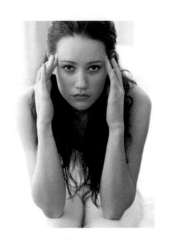

当宝宝出生之后，环境因素的影响就变得更大了。一方面，孩子出生的季节、家庭氛围会影响孩子的性格形成，另一方面，在宝宝的性格塑造过程中，爸爸妈妈的性格表现、思维方式等作为孩子的第一榜样也是一个积极的因素。

因此，可以这么说，父母亲的性格决定孩子的性格，特别是宝宝出生的前3年，对孩子的性格塑造是非常关键的，当孩子长到7岁以后，性格就基本已经定型。

身高与遗传

身高受父母及后天环境共同作用。科学家认为，影响宝宝身高的因素中，父母各占了35%，后天环境占30%。这也就意味着，通过找另一半来进行基因改良的想法基本是行不通的。因此，大家更应该注重30%的后天努力空间，等宝宝出生时，积极锻炼、跟进营养，照样也可以长得高挑。

哪些疾病会遗传

人体内大约有10万组成对的基因，这些基因是从父母那里遗传下来的，它在我们未来的健康中起着关键作用，一旦基因在数目和结构上发生异常就会导致胎儿先天畸形。比较常见的遗传病有以下这些：

糖尿病　糖尿病是内分泌代谢性疾病，有家族遗传倾向。Ⅱ型比Ⅰ型糖尿病的遗传倾向更显著。糖尿病的遗传概率：1/17。

心脏病　如果父母患心脏病，子女发生心脏病的概率要比父母没有心脏病的子女高出 5～7 倍。

高血压、高血脂　如果父母一方患高血压或高脂血症，孩子患病概率是50%；如果父母双方都患有高血压或高脂血症，概率将提高到75%。

肥胖症　父母一方是肥胖症，孩子超重的可能性是40%；如果父母双方都是肥胖症，可能性就会提高到70%。即便如此，只要孩子一直坚持健康饮食，锻炼身体，也能长成一个体重正常的孩子。

高度近视　近视与遗传有一定的关系，尤其是当爸妈均为高度近视时，宝宝近视的概率就会更大，即使不是一出生就近视，一旦受到环境的影响，就可能发展为近视。因为遗传因素而成为近视的人数仅占近视总人数的5%，后天环境和习惯的影响更加不容忽视。

皮肤癌　黑色素瘤是一种不常见但非常致命的皮肤癌。如果父母一方患有黑色素瘤，孩子得病概率是2%～3%；如果父母双方都患有黑色素瘤，概率就会提高到5%～8%；如果父母在50岁之前就被确诊患有黑色素瘤，孩子得病的概率将会更高。

鼻炎　鼻科疾病中有许多都是遗传的。比如最常见的过敏性鼻炎、慢性鼻炎和慢性鼻窦炎，这三种鼻炎都有家族遗传倾向。

精神疾病　父母一方为精神分裂症，其子女发病概率为15%左右，父母双方都是精神分裂症，则子女发病概率在40%左右。

遗传性疾病有什么特点

遗传性疾病是由于遗传物质改变而造成的疾病。遗传病具有如下特点:

1

遗传性

患者携带的致病基因将会通过后代的繁衍而继续遗传下去,给人口素质带来不可低估的危害。国外报道过一个典型的例子,在一个家族中,大马丁的上三代遗传素质是优良的,未发现有什么异常。后来大马丁与一个智力低下的子女结婚后,所生的小马丁以及其下四代482人中有143人智力低下,就是其余的339人,也是不良基因的携带者,而且还会继续向下扩散。

2

家族性

19世纪英国维多利亚女王家庭就是一个著名的血友病家庭。在女王的后裔中,血友病患者屡见不鲜,并通过携带致病基因的女儿与其他皇族的联姻,将血友病传给了欧洲甚至俄国的皇族,一个遗传病波及多个国家皇族,这在历史上是绝无仅有的悲剧。

3

先天性

大多数遗传病婴儿一来到人世,就已经是个遗传病的"老病号"了。少数遗传病的孩子出生时是正常的,但到一定的年龄时便会出现临床症状。如先天性肌紧张,一般在青春期发病;遗传性舞蹈症则要到30～40岁时才开始出现临床症状。尽管是出生后多年才发病,但"种子"却是在精卵结合的瞬间就已种下。所以说遗传病具有先天性。

4

终生性

多数遗传病都很难治愈,具有终生性的特点。目前虽然可以采用一些措施,改善某些遗传病患者的临床症状或防止发病,如蚕豆病患者不接触蚕豆花粉，不吃蚕豆，也不服用有关药物，就可避免发病。但并未根治致病基因，仍可通过生殖将有害基因传给下一代。

发病率高

5 　　由于医学的发展，由环境因素引起的传染病、感染性疾病和流行病在人群中的发病率逐渐降低，相比之下，遗传病的发病率则在逐渐升高。据统计，人群中大约1/3的人受遗传病所累，且有逐年增加的趋势。因此，再也不能说遗传是罕见之症，而是威胁人类健康的一类重要疾病，要引起足够重视。

遗传性疾病的遗传方式

常见遗传病遗传方式有单基因遗传、染色体遗传和多基因遗传三种。

1
单基因病遗传方式

　　是由单个致病基因引起的遗传病，如白化病、色盲症、血友病等，只与一对基因有关，具有种类多、发病早等特点，从遗传方式上看，单基因遗传病分为三种：

　　常染色体显性遗传病：这类病受显性基因控制，容易发病，与性别无关，世代相传。

　　常染色体隐性遗传病：这类病受隐性基因控制，不易发病，常见基因携带者，多为隔代遗传。

　　性连锁遗传病：致病基因位于性染色体上，在遗传过程中与性别相联系。

2
染色体病遗传方式

　　大部分是因父亲（或母亲）的生殖细胞发生畸变，小部分是因为双亲中有染色体的变异，传给后代时，使子女发生染色体异常的疾病。常见的有先天愚型、先天性性腺发育不全以及猫叫综合征、小睾丸症、两性畸形等，共350余种。

3

多基因病遗传方式

是指由2对以上的基因发生异常而引起的疾病。因环境因素的影响，致使多种基因发生突变而发病。

多基因遗传病大多是较常见的疾病，例如先天性心脏病、原发性高血压、糖尿病、哮喘、精神分裂症、唇腭裂、无脑儿畸形、低及中度近视、牛皮癣、抑郁性精神病等。

你是有不良基因的父母吗

每个做父母的都希望自己的后代比别人更健康、更聪明，然而，家庭遗传并非都是优秀的，以下几个遗传特征就被称为"不利的"。看看你是否有这些不良基因。

酗酒	"酒鬼"的孩子可能天生就喜欢酒精。嗜酒有大约50%的原因都和遗传基因有关，而环境因素也对此有一半的影响。
乳腺癌	大部分乳腺癌的发病原因至今仍是个谜，然而研究人员却已发现一些特定基因的变异，可导致癌症。有些妇女可能在生命早期染上乳腺癌，而且是两只乳房均会出现癌变。
色盲	美国有1000万人辨别不清红色和绿色，但却只有60万妇女出现类似症状。这是因为男人只能继承母亲身上一个X染色体的基因。而女人有2个X染色体，即使一个辨色基因出现缺陷，还有另一个基因可以顶替它的位置。
特强凌弱	科学家在人体内发现了一种可以增加好斗性的基因。但是，男孩子的攻击性行为更有可能是从家庭中学而来的。
肥胖	肥胖基因可帮助我们的祖先熬过饥荒，然而在现在这个食物充裕的时代，却正在给我们的生活带来很多麻烦。

心脏病

出生于有心脏病、糖尿病、中风或高血压家族史的孩子很可能会沿袭。除此之外，如果某人患有先天性心脏缺陷疾病，他的后代心脏出现先天性缺陷的可能性也会稍微偏高。

青春痘

研究显示，很多男孩长青春痘，他们的家庭往往也有青春痘"生长史"。同样，父母年轻时如果长出过严重的青春痘，那么他们的孩子很可能也逃不过严重痤疮的困扰。

乳糖不耐受

在过去的一万年中，基因变异导致人体对牛奶的消化能力不断改进，但是这种能力却只在那些对喝奶已经习以为常的人群中得到提高。

秃顶

秃顶在男人身上很普遍，它可能跟来自父母一方或双方的几种基因变异有关。而永久性的全秃是一种很罕见的情况，患有此病的人全身毛发都会脱落，他们体内会携带"脱毛"基因。

预防遗传性疾病

对于遗传病，人们一直认为那是命中注定，事实上，随着人类对遗传病的研究逐步深入，对某些遗传病，采取科学方法进行干预，预防遗传病，可以帮助生育健康聪明的宝宝。

首先 ▶ 　**婚前健康检查**　已确定恋爱关系的男女，在办理结婚登记手续之前应做一次全面系统的健康检查。尤其要注意的是，避免近亲结婚。而调查双方家族是否有严重的遗传病也是很有必要的。

其次 ▶ 　**孕前咨询**　遗传咨询又称遗传商谈，目的是通过咨询来限制遗传病患儿的出生，以降低遗传病的频率，提高人口素质。其任务是预测后代，确定患者同胞、子女再患同样疾病的危险率，并提出建议和指导，供患者或家属参考。

最后 ▶ **产前筛查**　产前筛查是通过简便、经济和较少创伤的检测方法对胎儿进行先天缺陷和遗传疾病的筛查。一般包括产前咨询、胎儿超声检查及孕妇血清生化检查。一般在怀孕16周～20周的时候进行，血清生化检查抽孕妇的外周血2～3毫升检查，如果发现高危可能性（唐氏高危因素超过1/270），则需进一步抽羊水培养。如证实胎儿有问题，及时引产避免患儿出生。

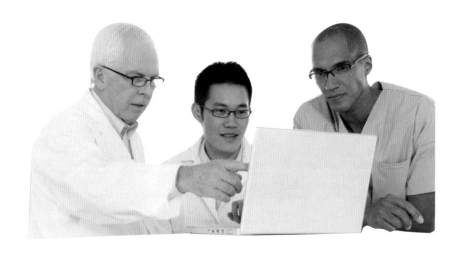

CHAPTER

3

备孕期，心理准备很重要

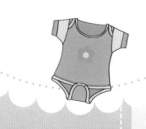

夫妻都要做好要孩子的心理准备

　　夫妻之间的二人世界会因为宝宝的到来而得到改变，不管是意外怀孕的还是计划中的，面对孩子的到来都要做好足够的准备，物质准备或许大家都会想到，但是心理上的准备却是容易被忽视的。

　　开始备孕，就要知道，养育孩子是夫妻双方共同的责任和义务，可能要面对着失去自由，生活变得更加繁琐，经济紧张，身不由己等等各种问题，但是有心理准备的夫妻与没有心理准备的夫妻相比，前者的孕育宝宝过程要顺利、从容得多；思想负担轻了，妊娠反应一般也轻得多。

　　对女性而言，要孩子还要面临身材、容貌的问题。每个怀上宝宝的孕妈妈多多少少都会变得臃肿，如果饮食毫无节制，满足了口腹之欲，体重超标，更导致发生妊娠期的糖尿病、高血压，以及分娩时难产和其他并发症，并且皮肤还会变差，长粉刺痘痘等。所以孕妈妈要做好心理准备，以一颗平常心面对自己的改变。

　　无论哪种改变，都会使女性在孕期或产后易患上抑郁症。所以，在心理上对孕期的变化必须做好充分的心理准备。

　　怀孕是两个人的事，所以不仅做妻子的要做好心理准备，作为丈夫，也必须做好足够的心理准备。

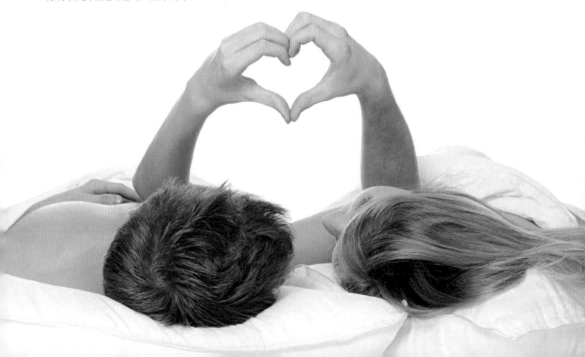

女人怀孕后由于体内激素的变化，易脾气暴躁，对此，作为丈夫，应该要更体贴的照顾妻子，让着妻子，想方设法让妻子保持愉快放松的心情，开心健康地度过怀胎十月。

　　女人怀孕后，受激素的影响，大多变得非常的有母性，所有的心思都在孩子身上，对身边的人不自觉地都忽略了，这种时候，丈夫大多会感到失落，觉得自己被忽视了，其实不然，孩子是夫妻爱情的结晶，两个人共同倾注心血到孩子身上，才有了幸福和乐的。

　　因此，在怀孕前夫妻双方都必须做好心理准备，关心体谅对方从孕前就应该开始。

丈夫必须做好节欲的心理准备

　　怀孕期间可以有性生活，但是要节制，可能对孕妇来说，因为孕期的不适，性欲会有所下降，但是作为准爸爸，就要有心理准备了。

孕早期
怀孕前3个月避免或减少性生活。尽管女方体态没什么改变，不妨碍过性生活，但还是应该减少次数与强烈程度。尤其是有流产高风险的孕妇。医生可能顾虑的是，在孕早期胎盘和子宫壁连接还不太紧密，如果性生活不当，可能会引起子宫收缩造成流产。

孕中期
怀孕中期，胎盘已形成，妊娠较稳定，早孕反应减轻，性欲增加，可以适度地过性生活。孕中期适度地进行性生活，孕期夫妻感情更和睦恩爱，孕妇心情愉悦，能有效促进胎儿的生长和发育。但性生活也不是多多益善，须合理安排，避免对胎儿产生不良影响。性生活以每周不超过2次为宜。

孕晚期
怀孕8月以后，胎儿生长迅速，子宫增大很明显，对任何外来刺激都非常敏感。孕晚期的夫妻尽可能停止性生活，以免发生意外。随着孕周的增加，孕妇的体型会发生变化，同时活动也逐渐受到限制，晚期出现腰背痛、易疲劳等原因，因此最好避免性生活。

孕36周后

此时严禁性生活，因为胎儿在宫腔内的位置开始下降，同房会使宫口张开，引发细菌感染，造成胎膜早破、早产和宫内感染。

要孩子，一定要先考虑周全

孕育一个健康的后代，需要有一个最佳受孕时机和良好的孕育环境，当准备怀孕，享受父母甜蜜的时候。为了提高宝宝的生命质量，在怀孕前先要有一个周全的考虑，使妊娠有一个最好的开始。

身体准备

❶ 补充叶酸：即使日常饮食均衡，也很难保证你从中能获得所有必需的营养物质。中国育龄妇女体内叶酸缺乏的现象比较普遍，这一点应该引起充分的重视。

❷ 选择健康食品：从现在开始就选择健康食品，能够为未来宝宝的孕育环境储备有益的营养物质。每天尽可能多吃水果、蔬菜、大量谷物以及富含钙质的食品，如牛奶和酸奶等。

❸ 制定并坚持一套健身计划，但如果平常不爱运动，则应该循序渐进地开始健身计划。先从一些轻松的活动开始，如每天散步10～20分钟，或者在日常生活中加进一些运动量，如用爬楼梯代替乘电梯，或提前一两站地下车，然后步行。

❹ 做孕前检查：孕前检查能在怀孕前发现异常、及时治疗和避免潜在问题，将身体和心理都调试到最佳状态，并在医生指导下有计划地怀孕，以减少宝宝出生缺陷，平安度过孕期和分娩。

心理准备

❶ 做好财务准备，从准备怀孕到宝宝长大独立要花多少钱，这可能是一个无法想象的数字。所以现在就来未雨绸缪吧，向专业的理财专家咨询，看看可以选择哪些比较有保障的投资。

❷ 保持健康心理：专家指出，女性在情绪压抑时的生育能力要比在正常状况时低一半。如果你或你的家庭中有抑郁史，或者如果你觉得自己出现了抑郁的迹象，比如对过去喜欢做的事情失去兴趣、食欲不振、睡眠状态不好等，都可以向心理医生或精神病专家进行咨询。

人生大事，从长计议，在决定要孩子之前，要考虑好即将面对的一切，以及是否已经准备好承担这份责任了。

要树立生男生女都一样的科学观念

有些老一辈有"重男轻女"的思想，给子女带来很大的思想负担。如果生男生女有了家庭的压力，孕妈妈会不自觉地为孩子的性别担心。有了这样的顾虑那么怀孕前的心理负担就不会小，这对优生肯定不利。

假如能有生男生女都一样的思想预备，则可放松，不再有思想包袱，对优生则大有好处。准爸爸可以向老人家们做"思想工作"，而孕妈妈们则要放下思想包袱，怀孕前和怀孕期间不要关心孩子的性别，而是要关心孩子的健康问题。看一些"正能量"的文章。

因为从遗传的角度上来看，女孩与男孩一样，同样继承了父母一半的基因，并且这种基因依旧可以一代一代地传承下去。

从法律角度上来看，女孩与男孩一样，同样能够继承父母财产并赡养父母，拥有同等的继承权和赡养义务。

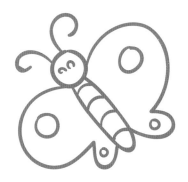

从观念转变上来看，提倡男到女家落户，女儿、女婿同样可以照顾和赡养父母。

从社会保障上来看，农村实行了养老保险、合作医疗保险及社会救助等，保障了农民养老和医疗问题，使生男生女都无后顾之忧。

由此可见，生男生女都一样，女儿也是传后人。

面对孕期的各种变化要淡然

刚刚怀孕的时候，准妈咪肯定会沉浸在怀孕的喜悦中，可是久了之后，孕期生理变化和心理上的变化，会让准妈咪觉得烦躁不安，这都是孕期过程中常见的。

情绪变化

怀孕期间不仅身体起变化，情绪也出现明显变化，甚至出现前所未有的情绪变化，会莫名的生气。事实上，激素含量的变动牵引着情绪的波动，孕妈妈会发现自己变得焦躁易怒，对于小事反应过度，斤斤计较，莫名的沮丧、哭泣。从兴奋到沮丧，往往是反复无常。

体形变化

需要一段时间来适应体形变化、体重增加。在妊娠期间，会对自己庞大的身躯感到陌生。可能会担心自己肥胖，变得没有吸引力，害怕产后无法恢复窈窕身材。世界上，大多数文化都视孕妇为最美丽的女人。与其对身体感到失望，不如换个角度看看，为自己孕育下一代的能力感到自豪。

认知上的冲突

怀孕可以说是重新评估、调整变化、担心、恐惧的阶段。最重要的心理建设就是接受怀孕这个事实。有许多妇女在刚怀孕的那几个月丝毫没有感觉，直到胎儿明显长大了，才意识到自己怀孕，角色即将发生改变。当开始接受即将面临的现实时，心理上就会有不适感。

恐惧感

会开始担心临盆的各种问题，担心分娩的痛苦，会担心自己是否是个好妈妈，是否会伤到孩子或对他照顾不周。这些感觉都很常见，可以说是合理的恐惧。

面对各种各样的变化，只要泰然处之，把一切都看作是理所当然，生育是女性与生俱来的伟大本领。满脑子所想的，都是一个跟生命有关的大问题。应该为自己延续生命的能力感到骄傲。

要坚信自己会生一个可爱的宝宝

一般妇女怀头胎时，情绪失衡较为明显，整日为可能出现的不幸结局而战战兢兢。经常担心胎儿是否正常，每次产检都提心吊胆，稍有不适，就恨不得往医院跑，一看到负面的消息，就试着往自己身上套，这些都会产生巨大的心理压力。

事实上，绝大部分的人都能生育正常健康的宝宝。而一些不幸的案例也是很小的概率，不应该为这样小的概率患得患失，女性在妊娠时多少会有些情绪变化，这与妇女心智成熟的程度密切相关。

每个宝宝都是天使，都是可爱的。孩子是夫妻爱情的结晶，是夫妻共同生命的延续，做妻子的应当相信自己有能力承担孕育、生育的重担。有了强烈的责任感和坚定的信念，对母亲与女性角色的认同有正确态度时，自然就能产生正面情绪，以快乐愉悦的心态迎接宝宝的到来。

顺其自然，要学会自我释放压力

备孕时期，很多夫妻都会产生焦虑烦躁的心情，压力越大，人的精神状态就不健康，影响到内分泌，还会进一步影响怀孕。所以，想要优生优育，在备孕期间，首先要做到的就是要放松自己，释放压力，说不定不经意间就会有惊喜了。

经常见到不少不孕不育症患者喜得贵子，往往是"无心插柳"的结果。减轻精神压力，对于提高受孕成功率大有帮助。

因此，没必要非要按照备孕计划表，规定必须做到哪些要求、必须在什么时间内怀孕，这样只会给自己不断加压。

在劳累过度的情况下，勉强过性生活，也不利于提高受精成功的机会，即使成功受孕，但由于母体免疫力下降，"种子"要想茁壮成长也比较难。

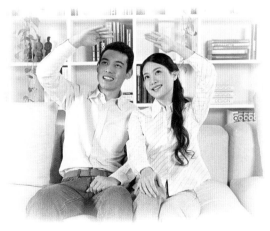

宝宝的健康与母亲孕前和孕后的精神健康有着密不可分的微妙关系。乐观的心态、健康的心理对未来宝宝的成长大有助益。

孕前必须先学会"制怒"

都知道脾气暴躁对备孕不利，却不知道怎么控制脾气。有时候可能只是鸡毛蒜皮的小事，也能让你大发雷霆。那么，从现在开始，为了宝宝，尽量不要再轻易发怒了。

首先 学会宽容，宽容是一种美德，是对犯错误的人的救赎，不要总是想着对方如何得罪了你，给你造成了多大的伤害或损失。给对方一个机会，就是给自己一个机会。人总有犯错误的时候，对人不要过于苛刻。

其次 知足者常乐，追求完美的人生，是每个人的梦想。但是，每个人都有缺点，每件事都会有不足。看人看事，先看到其美好的一面，不要把目光总盯在丑恶的方面，那样永远找不到完美，永远得不到满足。

再次 学会自我排解，人总会有心情低落的时候，不管是因为爱情，还是因为友情，或是其他的因素，让你痛苦，让你找不到人生的乐趣。不要放弃对美好事物的渴望和追求，有希望才会有动力。

当你遇到不顺心的事时，要学会多做几个深呼吸，尽力使自己冷静下来，等到理清思绪再作定夺。

孕前调整好自己的心态，对人对事保持一颗平常淡然的心，自然就不会起太大的情绪波动，也能制约孕后因为内分泌的影响导致的脾气反复无常。

不同性格女性的不同心理调节

心理学家将人的性格分为四种类型——内向稳定型、内向不稳定型、外向稳定型和外向不稳定型。不同性格的女性对待怀孕的反应会有不同的态度。

内向不稳定型

　　内向不稳定型准妈咪是最需要帮助的，因为她本身的情绪波动大，又不善于和别人沟通和倾诉，内心的焦虑和痛苦没办法以有效的方式化解掉，所以需时常观察她的思想状况，如果遇到不太好的情况，及时交流开导她，让她心情好起来。丈夫要花更多的心思体贴照顾她。

外向不稳定型

　　外向不稳定型的准妈咪性格开朗活泼，喜欢与人交往，有不高兴的事喜欢倾诉。但是情绪不稳定，波动大。多与人交流也是减压的手段。一旦遇到坏情绪的打扰，一定要多注意控制自己，不能任其泛滥下去，找个朋友或者一件有意思的事转移注意力。

内向稳定型

　　孕期里的准妈咪情绪会比平时波动大一些，这种性格的准妈咪情绪稳定，很少出现太大的波动。但是不太主动与别人沟通，所以一个人会承载很大的压力。

　　要多参加准妈咪的聚会，把自己的孕期心情倾诉给大家，很可能你会发现自己特别担心的事情再正常不过了

外向稳定型

　　这种类型的心态是最好的，性格开朗，情绪稳定，很善于调节自己。一般都不会出现太大的心理问题，即使出现问题，也能很快调整过来。

　　为了让将来的宝宝更健康，更聪明。遇到心情不好的时候，要及时调整。

幸福的婚姻才能孕育出好宝宝

　　父母给孩子最好的礼物不是财富之类，而是一个好的婚姻。如今"正能量"一词流行，其实和谐美满的婚姻能给孩子提供"正能量"，而失衡的家庭给孩子注入的，可能就是"负能量"了。

　　婚姻对孩子的影响可以追溯到备孕期。对那些因为婚姻不和谐时常忧郁、烦恼，或脾气暴躁的男性来说，往往会造成大脑皮质功能紊乱，内分泌功能、睾丸生精功能以

及性功能不稳定，影响精子的产生和质量。

对女性来说，则影响更大，女性身体作为孕育孩子的主体，情绪高低和孩子的发育息息相关。

所以家庭要尽可能营造和谐、欢乐的生活气氛。夫妻之间要多交流、多理解，尤其是发生不愉快事情的时候，要多从积极的方面开导孕妇，避免孕妇受到不良刺激。保持幸福健康的情绪，让自己始终处在一个和美的婚姻环境中，才能孕育出性格好、心态好的宝宝。

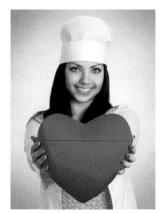

别着急，静候"孕育"佳音

宝宝并不一定会按照我们设想的时间到来，在备孕的路上，边备边孕，就在不经意间。如果一味地心急盼结果，很可能会是一个月又一个月地失望，失望带来负面的心情。所以要有个心理准备，这个过程多久因人而异，但是始终坚信，宝宝就在不远的路上等着了。所以不要产生类似以下这些不必要的紧张。

1. 精确计算排卵时间同房：理论上是有受孕最佳时间的，虽说排卵期都是有受孕机会，但同房时间距排卵瞬间越近，概率自然也会升高。不少人因为这点，想将同房时间精确到几时几分几秒，以求"一击即中"。然后每天捣鼓着排卵试纸、体温计，神秘兮兮地决定什么时候同房，有时也不管对方有没有"性"趣，直接就奔入主题了。

虽然排卵可以算的精准，但是越想算准，就越是容易引起身体心理的紧张，这样一来，激素分泌势必受到影响，排卵的规律性也可能发生改变，反而导致错失良机。其实，在排卵期同房都是有受孕概率的，不要把时间搞得太紧张。

2. 排卵期每天同房：有些女性，虽然能推算好排卵期，但是心想着为了增加受孕概率，也天真地误以为同房次数越多越好。于是有许多备孕小夫妻在可能受孕的排卵期每天都同房，甚至每天还不止一次。

如果夫妻同房频率过高，男人的睾丸储存的精子量就会减少，这样一来，成熟的精子来不及恢复，刚生出的精子也来不及成熟，长期下来，就会导致精子的数量和质量双双降低，甚至性生活后排出的精子是发育尚未成熟的幼稚型精子，都会影响受孕和优生。

3. **思想负担过重**：有些女性为了能顺利备孕，不惜辞掉工作，开始"全职"备孕生涯。辞职在家，整天研究如何快速怀孕，也不怎么出去运动，没人聊天谈心的话，很可能出问题。

如果整天在家备孕，每天想的念的盼的梦的都是怀孕，容易影响情绪，或是引发精神方面的问题。而这些无疑是不利于怀孕的。

另外如果生活的一切主题都是"备孕"，而备孕时间长了，又迟迟没有成功怀上的话，很容易产生焦躁及挫败感等负面情绪，不仅影响正常受孕，严重者还容易出现心理疾病或精神方面的问题。

所以，放轻松些，别把自己绷得太紧，"好孕"自然来。

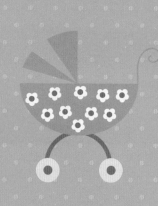

CHAPTER
4

备孕期要适当
调整工作习惯

备孕期，对工作提前规划

处于不良工作环境中的备孕男女，如果工作压力大或者环境不适宜，需要调整工作环境后再备孕。如果工作时高度紧张，休息时间少，或需要长时间站立等，应在调整工作强度或换岗后再尝试备孕，所以要对工作提前规划。

一旦决定备孕，就该开始规划，选择适当的时机告诉就职单位的直属主管。如果对方是位男性或者是没有生育经验的女性，那你在备孕期的工作表现将是赢取上级信任的重要时期，在怀孕后才能争取到他们更多的支持和帮助，对产后重新就职也大有益处。

备孕妈妈有必要提前了解自己单位的请假程序，并提前安排好交接工作，可先将每一项与自己相关的工作细节仔细记录下来，之后列出工作明细表。以备怀孕后，万一需要经常检查身体等原因要请假，可轻松离开，而工作交接人也会根据表中的安排很快接手工作。

准爸爸也要规划自己的事业

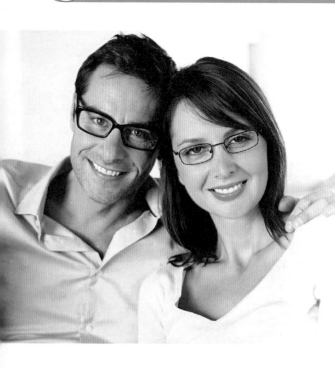

宝宝来临的时候，正是准爸爸事业上升的阶段，很多准爸爸的工作都十分繁忙，有一些还需要频繁地出差。但毕竟宝宝是头等大事，作为准爸爸也要提前规划好自己的事业，做到事业和家庭的兼顾。

妻子怀孕的时候也是她最脆弱的时候，而且产后很长一段时间同样也不能工作，还要照顾孩子。作为丈夫和父亲，你需要给妻子和孩子提供一个安全、有保障的生活环境。

财政

有了孩子之后，在开销方面又增加了一个未知因素。不可避免地要考虑到财政问题。经济收入的重担就要落在准爸爸肩上，这时候准爸爸就要更加努力地赚钱了。

参与

要多抽出时间陪妻子，怀孕后，因为孕期的各种不适，容易产生焦虑、悲观的情绪。要按时产检，作为准爸爸要提前安排工作，以便孕期时能抽空多陪妻子谈心。争取能够参与宝宝孕育的整个过程。

规划

抚养孩子长大是一项艰巨的任务，要投入大量的人力、物力、财力。准爸爸要规划好自己将来的事业，为宝宝的成长提供保障。

要避免上下班路途太劳累

上下班时间单程多于90分钟的人，超过1/3经常出现脖子疼或背疼。而短于20分钟的人，只有不到1/10的人会出现此种情况。此外，上班路途遥远的人更容易出现焦虑、失眠等问题。

备孕中女性，如果每天耗在上下班路上的时间太多，会经常感到腰酸疲惫，精神状态不好，不利于调节身心备孕。要想办法避开这样的劳累。

比如向老板提议调整你的工作时间，好让你能避开上下班的高峰期。这样的话，不仅保证了工作时间，在乘车时，你还有可能在车上找到座位。

如果实在解决不了上下班过度奔波的问题，可以考虑换个离家近点的工作或在单位附近租住房子。

避开化工生产的工作

准备要宝宝，除了调养好身体，工作生活的环境也非常重要，特别是一些从事特殊职业（接触化学品较多）的女性，为了孕育一个健康的宝宝，最好远离这样的环境。

众多化学物质已被证实是备孕夫妻的"最恐怖杀手"。从事化工基地、化学实验、加油站、造纸、印染、建材、皮革生产、汽车制造行业的人需多注意。别轻视一些男性身上的塑料味、塑胶味以及各种奇奇怪怪的味道，大多是二硫化碳、二甲苯、苯、汽油等化学物质，这可都是危险的污染物。这些污染物通过呼吸道吸入或皮肤接触，或者是通过污染水进入食物链，会影响男性精子的发育，进而影响生育能力。

对女性来说，通过吸收，污染物进入女性中枢神经系统，可抑制造血功能，引起内分泌紊乱，继而引发不孕，已怀孕的可能会引起胎儿贫血，引发畸形或流产。

不要接触电磁辐射的工作

医院放射科人员，长期接触农药、从事油漆涂料行业或电气焊行业的人精子或卵子常受到损伤。备孕中男女最好远离这些工作环境和岗位。

避开需要接触农药的工作

许多人对长期少量摄入农药引起的慢性危害，缺乏足够的认识和警惕。农药的污染会造成男性生育能力的下降，还可能引起癌症和其他内脏损害。

孕期接触农药，流产、早产、死胎和先天性畸形的发生率明显增加，农药可使基因正常控制过程发生转向或胎儿生长迟缓，从而造成先天性畸形、先天性愚型等结构或功能异常。严重的可使胎儿发育完全停止，发生流产、早产或死胎。有关调查资料表明，我国农村40%～50%的儿童白血病患者中，其发病诱因或直接原因便是包括农药在内的化学物质。

避免和减少农药对人体的危害，是优生优育的重要一环。备孕期男女一定要注意避开需要接触农药的工作。

接触传染病的工作不要做

某些科室的临床医生、护士，这类人员在传染病流行期间，经常与患各种病毒感染的病人密切接触，而这些病毒（主要是风疹病毒、流感病毒、巨细胞病毒等）会对胎儿造成严重危害。有些毒害物质在体内的残留期可长达一年以上，即使离开此类岗位，也不宜马上受孕，否则易致畸胎，所以要及早采取适当的避护措施。如果在发现怀孕后再离开，受精卵、着床胚泡及早期胚胎可能已遭受侵袭，再采取避护措施就有可能晚了。

因此，临床医务人员在计划受孕或早孕阶段若正值病毒性传染病流行期间，最好加强自我保健，严防病毒危害。

办公桌上也有细菌

女性办公桌台面上、电话机上、电脑上、电脑键盘上、抽屉里以及个人物品上的细菌数远远超过男性。

表面看来，女性的办公桌一般都更洁净一些，但是她们随身携带的化妆品、擦手油等化妆品却是细菌传播的主要载体。再有就是电话机、电脑键盘以及办公桌的抽屉里，都是暗藏细菌的地方。

另外，尽量不要在电脑桌前吃食物，是避免键盘滋生细菌最直接的办法。

养成每天打扫办公室的习惯

办公场所卫生也是不容忽视的，一周有五天在办公度过，干净整洁的环境不仅让人身心愉悦，也减少细菌的传播。

要做到清洗干净，保持空气流通，不留卫生死角，经常用消毒水进行消毒。清洗是第一步，其次才是消毒。

因为经常消毒的办公桌里细菌的数量较之不消毒的办公桌少25%。关键的地方，例如电脑、电话机、键盘有必要经常擦拭。

别把办公桌当餐桌

办公桌上的细菌之所以会那么多，原因之一是员工工作任务过重，为完成工作赶进度不得不叫外卖，在办公桌上凑合着解决吃饭，给细菌繁殖创造了条件。

另一个原因是现在的白领多数没有打扫卫生收拾东西的习惯，他们只有在自己的办公桌看起来很脏的情况下才会做适当的清理。

通常情况下，这些细菌还不至于带来太大的麻烦，但是如果人的体质稍弱，抵抗力较差，就容易受到细菌感染，引发疾病。比如办公室的人经常一边操作电脑，一边吃东西，很容易将沾染的细菌吃到肚子里，引起腹泻等一些消化道疾病。

久坐久站都有害

坐，可以使人放松。但是久坐易导致下肢深血栓、静脉曲张等。久坐的"的哥""电脑族"，是下肢深血栓、静脉曲张的高危人群，主要表现为腿部疼痛、肿胀，影响行动，中期会有皮肤色素沉着、脱屑等现象。后期则会发展成溃疡，导致截肢。严重者会因肺栓塞而猝死。久坐不动还容易导致生殖功能不佳，引起内分泌紊乱，自然也影响备孕。

站立式办公有点不太现实，久站对健康也没有好处。从骨科的角度讲，会增加膝关节、髋关节的负重，尤其是比较肥胖的人，久站会增加患关节炎的风险，俗话"久立伤骨"说的就是这个道理。并且久站让人感到很疲惫，更不利于备孕。

不管是久坐还是久站的人，建议每小时活动一下，尤其是小腿。骑自行车对久坐久站的人来讲，是一个不错的运动。另外，睡觉的时候，可以在脚下垫个靠垫，抬高双脚有助缓解久坐久站带来的下肢静脉曲张。

避免工作环境"干燥"

经常坐在电脑前的备孕妈妈们，容易出现鼻咽干燥、嘴唇干裂、咽干声嘶、口苦干咳、肌肤干燥、呼吸不顺畅，甚至情绪烦躁，有的人还会流鼻血。这些类似"上火"的症状被中医认为是人体各个器官不协调造成的。人在烦躁上火时，情绪激动，不利于备孕期的情绪调整，并且身体的不适感，更是降低性欲，影响备孕。

有条件的话，可以在室内放一个空气加湿器。一般来说，20～30平方米的房间，宜选用功率为35瓦的加湿器。还可以在办公桌上放个"活氧吧"，比如养几株绿萝、富贵竹、秋海棠等水生植物，或是在小玻璃缸里养两条小金鱼，蒸发出的水汽可以增加局部环境的湿度。

另外，最好早晚各开一次窗，每次通风时间不要少于半小时。经常开窗通风可缓解空气干燥。此外，办公室最好不要铺地毯，因为它不但容易滋生细菌，还具有吸湿的特点，会使室内更加干燥。

办公室的湿度有讲究

最宜人的室内温湿度是：冬天温度为18℃～25℃，湿度为30％～80％；夏天温度为23℃～28℃，湿度为30％～60％。在此范围内感到舒适的人占95％以上。在装有空调的室内，室温为19℃～24℃，湿度为40％～50％时，人会感到最舒适。如果考虑到温度、湿度对人思维活动的影响，最适宜的室内温度应是18℃，湿度应是40％～60％，此时，人的精神状态好，思维最敏捷，工作效率高。

湿度太低，使人口干舌燥，鼻干流血；湿度太高，居室发潮，人体关节疼痛，同样不利于备孕期的身心调整。所以应随着季节变化而调节办公室内的空气湿度，使湿度保持在适宜范围。一般而言，春夏湿度大，秋冬湿度小，所以夏季阴雨天要少开窗户；而冬季有暖气时，应使用加湿器或自行加湿，或用湿拖把拖地板，以提高室内湿度。

用加湿器时要注意不要与室外反差太大，避免出门后因为鼻子不适应而导致鼻塞感冒等。

别用脖子夹着话筒

办公室里许多朋友打电话时将脖子侧弯，把话筒夹在脖子、肩膀和下巴之间，嘴里和电话那头的人说着话，手还在不停地写字或操作电脑。

从生理结构来讲，人体的颈椎侧弯的角度不可能太大，要夹住听筒，对颈部来说是一个难度很高的动作，需要比平时做出很大的改变才能完成。这对于本已疲劳的颈椎来说，无异于雪上加霜。

常使颈部处于不正常的扭曲状态，长时间的压力累积，不但会导致腰背酸痛颈椎病，还有导致血液循环受阻的危险。而且若处在治疗当中，是不宜备孕的，若不治疗，随着孕期的来临，会加重身体的负担和疲惫感，不利于优生。

正确的打电话姿势是颈椎中立，使其处于最放松的状态，手握话筒，靠近耳朵和嘴巴。需要留意的是，为了避免与话筒直接接触发生污染，不要将其紧贴在耳朵和嘴巴上。

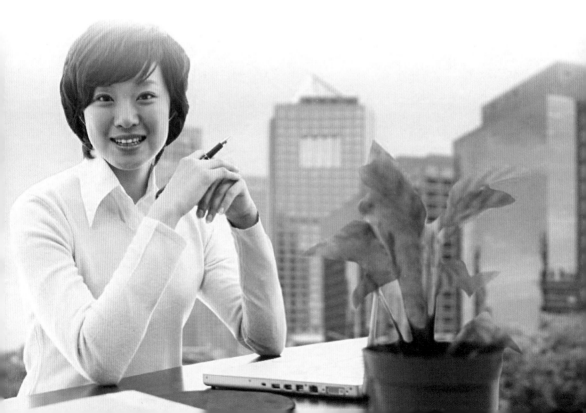

与电脑保持适当距离

电脑是办公室女性离不了的得力助手。但电脑所产生的辐射，不仅是影响成功怀孕的因素之一，且对胚胎也有损害。如果幸运怀上孩子，每周面对电脑40小时以上，流产率和胎儿致畸率的可能性都会增加。所以，在计划怀孕前3个月，应远离电脑，或采取防护措施。

一般来说，电磁的辐射都是会随着距离的递增而越变越小的，离得越远，所受到的辐射的影响也就越小。所以准妈妈们在使用电脑的时候，可以尽量让自己的身体远离电脑，或者是把电脑的屏幕和主机都往后推，保持在半米以上，并且只要双手能方便操作电脑键盘就可以了。

使用电脑后，要及时洗脸，洗掉脸上附着的电磁辐射的颗粒。

 工作电话上的病菌要尽量避开

由于我们平时不注意对手的清洁，久而久之在电话留下大量的细菌。大多数的人在使用完电话之后不会洗手，并且直接接触嘴巴、耳朵等等任何部位。因此对于电话上面残留的细菌就会传到我们的身体当中。据调查，电话听筒上2/3的细菌可以传给下一个拿电话的人，是办公室里传播感冒和腹泻的主要途径。

为了能够让自己避开细菌的危害，电话一定要进行定期的清洁，备孕女性要经常用酒精擦拭听筒和键盘，防止被病菌感染，影响怀孕。

 中央空调的危害

夏天到了，天气酷热，很多备孕妈妈他们选择待在室内，吹着空调，喝着冷饮。却不知道，虽然这些方法解决了外面的炎热。但是躲在室内吹空调也危害着女性身体的健康，经常吹空调可能导致女性不孕。

过长的时间待在冰凉的环境中，特别容易患上"空调病"，导致手脚冰凉、浑身无力、食欲不振等等，也严重影响子宫活力。一旦造成宫寒，极有可能影响日后的怀孕。

宫寒最常让身体率先做出反应的，可能就是痛经了。女性月经的周期、月经量的多少以及是否出现痛经，都与女性的身体健康有着极大的关系。女性患上宫寒之后，经期也可能因此而被延期。

而且，长期在空调环境里工作的人，50%以上有头痛和血液循环方面的问题，而且特别容易感冒。这是因为空调使得室内空气流通不畅，负氧离子减少的缘故。备孕女性尽量少吹空调，或者在办公室多披件外套，还要定时开窗通风，保持呼吸空气的清新干净。

远离复印机中的有害气体

复印机主要分为有碳复印机和无碳复印机。使用最广泛的是有碳复印机，其所用显影粉有干、湿两种。干性显影粉具有致癌作用。湿性显影粉有助于肿瘤生长，通风不良会对长期接触者产生危害。

无论哪种复印机，在工作时，因静电作用都会使复印室内具有一定的臭氧。空气中的臭氧含量很低，人体吸入后不会产生影响，反而会有神清气爽的感觉；但是复印机在使用过程中产生的静电会释放出大量臭氧，对人的呼吸道有较强的刺激性。易导致复印机操作人员发生"复印机综合征"，主要症状是口腔咽喉干燥、胸闷、咳嗽、头昏、头痛、视力减退等，严重者可发生中毒性水肿，同时也可引起神经系统方面的症状。因此，备孕女性，最好远离复印机。

上班途中不要在路边吃早点

很多人上班前来不及在家吃顿营养早餐，到马路上的早点摊买些煎饼、烧饼、肉包馒头，边走边吃，算是顺手解决了早餐问题。如果天天吃这样的食品，营养搭配的平衡无法保证，食品卫生也有隐患。

路边车辆来往密集，汽车废气和灰尘大，痰液等有害垃圾也多。如果站在马路边吃东西，既吃进去食物，也吞进了粉尘，还吸入了废气和有害细菌。这跟备孕期的饮食调理背道而驰。

吃早餐不必非要抢路上那几分钟，用餐还是应该在室内。从营养均衡的角度来讲，如果早餐吃的是快餐，中餐和晚餐还要注意补充一些早餐没有摄入的营养成分，比如水果、蔬菜、牛奶和汤类食品。

不要在交通工具上看书

早高峰路上人多车多，公交车、地铁里更拥挤。不少人都会乘车时看书、背单词或玩手机。这都是不健康的用眼行为。车厢晃动频繁，眼睛在晃动环境下看东西，就需要不停地调节睫状肌的收缩和伸张，极易导致眼睛疲劳、头昏脑胀和晕车。再加上工作的压力，身心俱疲，更没有精力积极备孕了。

而且，在车上看完书眼睛非常累，就喜欢用手揉一揉。在公共场合充满各种细菌、病菌、灰尘，手难免会被污染，如果这些细菌、病菌、灰尘，被手揉进眼睛，就容易导致眼部的感染、炎症、疾病的发生。这样还要用通过药物治疗，就影响备孕时机了。

在办公室放有益的绿色植物

在办公桌上放置一盆小型的盆栽植物不仅可以绿化环境，还可以调节心情和缓解工作压力。办公室可根据面积大小、朝向、光照等情况选择大小、色彩、株形的绿色植物，总的原则是摆放的植物宜株形端庄、舒展，以暖色为主。适合的植物有：

仙人球	仙人球是一种茎、叶、花均有较高观赏价值，它是水培花卉的艺术精品。它是天然的空气清新器，具有吸附尘土、净化空气的作用。
吊兰	吊兰具有吸收有毒气体的功能，一般房间养有一盆吊兰，空气中由吸烟及建材散发出的甲醛，即可被吸收，起到净化空气的作用，对人体起到保护作用。

绿萝	一盆绿萝在 8 ~ 10 平方米的房间内就相当于一个空气净化器，能有效吸收空气中的甲醛、苯和三氯乙烯等有害气体。绿萝不但生命力顽强，而且在室内摆放，其净化空气的能力不亚于常春藤和吊兰
君子兰	原产地在非洲，不仅气味芬芳，还可以吸收有害气体，净化空气，减少噪音还能起到杀灭细菌的效果，更可贵的是君子兰夜里不会散发二氧化碳。

备孕期和怀孕期一样，特别讲究身心舒畅健康，有个清新的环境，即使压力大，也能得到缓解，就像回归自然呼吸一样，打造健康的办公环境，不仅对身体有益，也让人神清气爽，状态变好，利于备孕。

经常向远处眺望

长时间盯着面前的文件、电脑，会导致眼睛内部和周围的肌肉痉挛，这时不但会觉得眼睛干涩、疲劳等症状，同时也会出现头痛的情况。一整天下来，头昏脑胀，无精打采，这样的备孕状态明显不佳。

这时，可以站起来向远处眺望一会。因为眺望时，眼睛会调整焦距，可以松弛睫状肌，使眼睛得到生理性休息，缓解视疲劳。

而且从生理角度考虑，最好看远处绿色的东西，能让眼睛得到最大程度的舒缓。

办公室忌跷"二郎腿"

很多人坐在椅子上，会习惯性地跷二郎腿，觉得这样比较舒服。一些职业女性还把跷二郎腿当作一种优雅的姿势。但专家提醒，跷二郎腿可能引发不少疾病。

循环	可能引发腿部静脉曲张或血栓塞。跷二郎腿时，被垫压的膝盖受到压迫，容易影响下肢血液循环。两腿长时间保持一个姿势不动，容易麻木，如果血液循环再受阻，很可能造成腿部静脉曲张或血栓塞。

影响男性生殖健康。跷二郎腿时，两腿通常会夹得过紧，使大腿内侧及生殖器周围温度升高。对男性来说，这种高温会损伤精子，长期如此，可能影响生育。

导致脊椎变形，引起下背疼。人体正常脊椎从侧面看应呈 S 形，而跷二郎腿时容易弯腰驼背，久而久之，脊椎便形成 C 字形，造成腰椎与胸椎压力分布不均。长此以往，还会压迫到脊神经，引起下背疼痛。

易导致神经压迫症候群，由于跷二郎腿会压迫到大腿内侧掌管感觉的股神经，如果经常对股神经进行压迫，容易让人感觉麻痹，时间一长还会出现整条腿丧失感觉的症状。这也就是医学上称的神经压迫症候群。

导致 O 型腿，跷二郎腿需要双腿长时间保持交叠，翘起的脚向内缩，这样做会导致该条腿的韧带肥厚发炎，并且伴有肿痛感，严重者还有变成 O 型腿的危险。

长期坐着的人，最好保持正确坐姿，少把腿跷起来。如果一时改不过来，跷腿的时间也不要过长，几分钟便应变换一种坐姿，或一小时后，站起来活动一下筋骨。

准妈妈不要超负荷工作

社会竞争愈来愈激烈，撑起半边天的现代职业女性工作节奏日趋紧张，不但身体上劳累，精神上也极容易产生巨大的压力。精神上和身体上的超负荷状态对健康都是非常不利的。

如果不注意休息和调节，长时间处于超负荷的工作状态中，中枢神经系统持续处于紧张状态会引起心理过激反应，久而久之可导致交感神经兴奋增强，出现内分泌失调和月经混乱的状态，要是一连三个月出现经期不规律，最好去医院就医，确认卵巢功能是不是健康。

因而，一旦准备开始怀孕，应当和领导进行沟通，合理安排工作，减缓工作压力，让自己在轻松的气氛下备孕。

准爸爸不要久坐及憋尿

中医讲"久坐伤肉"，这里讲到"肉"不仅仅是臀部肌肉，因为中医讲"脾脏"主四肢肌肉，久坐不运动，人体的肌肉就没有力量，免疫力也相对减低。精子是人体产生的单细胞，人的整体身体状态不行，精子的活力自然也会受到影响。所以，坐久了，都要适当起来运动一下。

憋尿坏处不少。因为尿液在膀胱内储存过久导致细菌繁殖，易引起膀胱炎、尿道炎同时增加产生结石的概率。长时间憋尿还会引起尿液返流导致肾盂肾炎，严重者还会影响到肾脏功能。憋尿后还可能发生排尿性晕厥或导致心脑血管疾病等。长期憋尿还会引起括约肌松弛进而导致尿失禁。据研究报告显示，有憋尿习惯者，患膀胱癌的可能性要比一般人高。

而且，男性尿道的下段通常寄生有细菌。排尿时，这些细菌会被冲刷掉。经常憋尿，会削弱尿液的冲刷作用，使得细菌繁殖增加，逆行到后尿道，可能引发前列腺炎。

准爸爸别把手机放裤兜里

科学家发现，经常携带和使用手机的男性的精子数目减少。手机若常挂在人体的腰部或腹部旁，其收发信号时产生的电磁波将辐射到人体内的精子或卵子，这可能会影响使用者的生育功能。

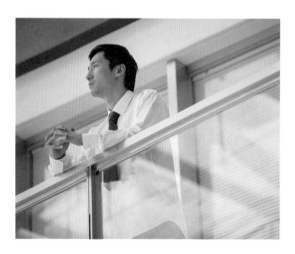

男性尤其要注意远离电磁辐射，这是因为男性的染色体与女性相比较为脆弱，更容易引起免疫系统的改变，其次男性生殖细胞和精子对电磁辐射更为敏感。

但是多数男人喜欢将手机放在裤袋里，常常受到辐射而不自觉。因为裤子的口袋就在睾丸旁边。当使用者在办公室、家中或车上时，最好把手机摆在一边。外出时可以把手机放在皮包里，这样离身体较远。使用耳机来接听手机也能有效减少手机辐射的影响。

使用笔记本电脑忌放在大腿上

经常将笔记本电脑放在腿上使用，可能引发"烘烤皮肤综合征"，不仅皮肤会变色，出现斑点，而且这种慢性、持续时间较长的皮肤炎症会增加人们患上皮肤癌的概率。研究人员还发现，如果每天把笔记本电脑搁在腿上使用超过6小时，对皮肤的影响等同于阳光强烈照射。

将笔记本电脑放在腿上使用，还会导致男性不育。精子的生成需要合适的温度，机器产生的热量会使男性生殖器区域温度升高，长时间下来，有可能导致精子数量减少和质量降低。

与台式机相比，笔记本电脑的辐射量较小，但如果长时间接触，也会给身体带来隐患。因此在使用电脑时距离要适中，最好不要在床上使用笔记本电脑。使用时避免时间过长，每2~3个小时应休息一下；使用后，应及时洗脸、洗手；晚上睡觉时，应该拔掉电源，或干脆把它放在卧室外。

工作的正确坐姿

错误的坐姿会容易让人感到疲劳，特别是一天工作下来，总感觉腰酸背痛的。备孕中的男女尤其要注意保持身体的舒适。正确的坐姿应该如下这样：

 头和脖子应保持直立，和身体保持平行，尽量朝正前方，别扭曲。

 身体应与地面垂直，可向后靠在靠背椅上，但不要弓着腰。

 肩部和上臂应该与身体保持平行，应尽量与地面保持垂直，并放松。腕关节和手应伸直，不要向上下弯曲，或者向小指的方向倾斜。

 上臂和肘部应尽量靠近身体，不要伸出。前臂、腕和手应尽量保持平行，与上臂大约呈90°角。

 大腿应与地面保持平行，小腿应与地面保持垂直状态，大腿可稍微比膝盖高些。

 脚平放在地面上或者放在一个稳定的搁脚板上面。

工作不要带回家

我们总是既想在工作上做出一番卓越的成就，又想过自在惬意的生活。于是下班后为了享受家庭生活，不选择加班，而是把工作带回家。可是往往"鱼与熊掌不可兼得"。当因为家庭琐事影响到工作的进度的时候，情绪就会变得很糟糕，不良情绪又影响到家人的和睦相处，这样无法处理家庭和工作之间的关系，产生的都是负面影响。备孕的男女又是尤其不能受情绪影响的。

所以应该做到，下班后，就是私生活，把工作都放下，实在放不下的，也要选择在公司加班完后再回家，不要再把家当成第二个办公室。

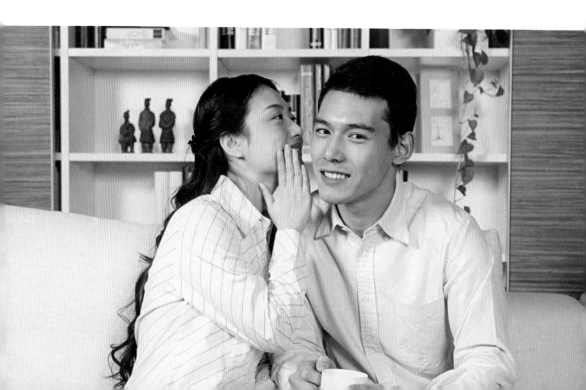

CHAPTER

5

孕前体检，为迎接
健康宝宝做准备

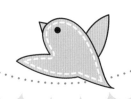

孕前需要"自检"的六项

备孕，是一个长期的过程。女性的生理健康，生活习惯等都会直接影响到顺利受孕，因此，孕前"自检"，是孕育一个健康的宝宝的前期功课。

❶

经期史

检查月经周期是否规律，假如月经周期不规律，有可能预示着甲状腺问题、泌乳素或多囊卵巢综合征，应到妇科就诊。

检查月经量是否正常，月经量过多，可能会影响排卵，月经量过少，需要注意子宫疾病。

经期是否痛经，轻微不适如下腹坠胀等属正常，但如果疼痛严重，有可能是子宫内膜异位症或是盆腔粘连等病症，需查清楚后再考虑怀孕。

❷

正常病史

是否有在骨盆或腰部进行过手术，例如阑尾炎手术。有些外科手术会在腹部、腰部留下伤痕，而这些伤口的愈合至少需要一年以上的时间，否则受孕之后肚子增大，会造成旧伤口的崩裂等症状。如有应在孕前咨询妇产科医生。

是否患有慢性疾病，例如糖尿病、甲状腺疾病或是高血压。这些疾病的治疗过程中，尤其是药物治疗过程中有可能会影响怀孕或是导致高危妊娠，具体情况应等病情稳定后再考虑怀孕。

是否正在服用某种忌孕药物。所有对受孕有影响的药物应在停服6个月以上再考虑怀孕，包括避孕药。

❸

怀孕史

是否曾经怀过孕，或者分娩过，或是出现过孕期并发症。以前的怀孕有可能造成疤痕，或是使身体条件恶化，影响再次怀孕。因此，如果是二胎怀孕应该先咨询妇产科医生意见。

是否出现过流产。不论是主动还是被动的流产，短时间内都会对生育功能产生一定的影响。需要在孕前咨询医生。

是否有过宫外孕。宫外孕术后，半年之内要避孕，让身体逐渐恢复，同时要经过检查，确定是否具备正常怀孕的条件。

④ 性生活史

是否感染过性传播疾病。性病的种类很多，有些甚至会通过遗传让胎儿也受到感染。输卵管问题和感染性盆腔疾病都与衣原体和淋病病毒的感染有关，应在疾病痊愈后再考虑怀孕，并在孕前咨询妇产科医生。

在和老公亲热时，是否会感到阴道疼痛或者出血。这种状况不仅影响了夫妻之间性生活的和谐，也预示着体内疾病的可能，建议女性到妇科查清原因。

⑤ 遗传病史

家族里是否有遗传缺陷的孩子。毕竟遗传情况很复杂，在孕前应进行生育遗传咨询，必要的可以进行产前遗传疾病监测。

⑥ 生活习惯

是否饮用了太多含有咖啡因的饮料。过度摄取咖啡也影响胎儿发育。所以，备孕期起最好少喝或不喝这类饮料。

是否有抽烟或者喝酒的习惯。在备孕和受孕期间应该戒酒，研究证实饮酒会降低女性受孕的概率，而香烟中的烟碱会降低女性体内雌激素的水平，影响受孕。

ABO溶血检查

溶血是指当胎儿由父亲遗传所得的血型与母亲不同时，会刺激母体产生相应的抗体，可通过胎盘进入胎儿体内，与胎儿红细胞发生抗体反应导致的病症。

在备孕前如果知道ABO血型不合的可能，女性在怀孕前就要做一个"产前血型血清学检查"，来查一查血液里抗体的情况。要是抗体的"活性"不高，准爸妈可以安心生孩子，要是抗体的"活性"很高，则可以通过一些药物治疗来降低。

特别是如果备孕妈妈的血型是O型，而准爸爸不是O型血，那么所生宝宝就有可能发生新生儿溶血病，一定要先做个检查。现在不少医院都有相应的治疗。这样做的目的主要是降低溶血症的发生。

染色体检查

染色体是基因的载体，染色体在形态结构或数量上的异常，会导致基因异常，机体发育异常。由染色体异常引起的疾病为染色体病。

唐氏综合征是最常见的染色体疾病，患儿可能出现肌肉张力低、头围小、短头畸形、后脑勺扁平、脸孔圆而扁、眼距较宽大等症状，大多存在智力障碍。

同时，染色体异常还可导致特纳综合征，患儿身材短小、脖子较短、下巴小、两侧乳距过宽、脊柱侧弯，青春期之后仍然没有第二性征发育，生殖器官一直停留在幼年状态，以至于无生育能力。

所以，有以下情况的备孕夫妻，要在孕前做染色体检测，无论是对家长还是孩子，都是很有必要的。

★ 多发性流产和不育的夫妇。

★ 有明显体态异常、发育障碍、智力低下、多发畸形或皮纹明显异常的患者。

★ 已经生育过染色体异常患儿的夫妇。

★ 性腺及外生殖器发育异常者。

★ 女性原发性闭经和不孕，男性无精子和不育。

★ 长期接触X射线、电离辐射、有毒物质的人员。

★ 恶性血液病患者。

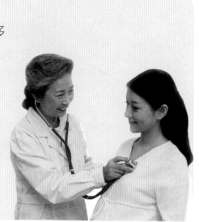

微生物感染检查

微生物检查，主要通过检查白带获知感染情况。白带中含有丰富的糖原，糖原在阴道乳酸杆菌的作用下，产生大量乳酸，使女性的阴道呈酸性（pH4～5），能抑制各类致病菌的生长。这种天然的生理效应称为阴道自净作用。这些菌群形成一种正常的生态平衡。

但是，当人体免疫力低下、内分泌激素发生变化，或外来因素如组织损伤、性交，破坏了阴道的生态平衡时，这些常住的菌群会变成致病菌，冲破阴道屏障而引起感染。

因此，备孕女性更需要做白带常规检查，了解自身有无微生物感染致病菌然后及时治疗。

性病检查不能逃避

孕前检查是必需的，然而孕前的性病检查也是需要的，很多人都会忽略这一点。

常见的性病包括：生殖器疱疹、淋病、梅毒、艾滋病、白色念珠菌性阴道炎、尖锐湿疣、细菌性阴道炎、肝炎。

女性性病不及时治疗，会感染导致盆腔炎，引起性交困难和下腹及背部疼痛；导致输卵管炎，引起不孕症和异位妊娠；孕妇感染性病，还可能导致流产、胎死宫内、早产或在分娩过程中感染新生儿。

性病是一个隐晦的话题，但是性病对生育有很大的限制。孕前一定要进行检查，如若有性病，要及时治疗后再生育。

优生五项检查

优生五项又名致畸五项，英文缩写TORCH；是检查孕妇患病后是否将引起子宫内胚胎（胎儿）感染，从而引发流产、甚至造成先天缺陷或发育异常的病原体检验。检验包括弓形虫、风疹病毒、巨细胞病毒、单纯疱疹病毒、微小病毒。

· 专家提示

优生五项检查最好在怀孕前半年进行，这样可以避免一些不必要的悲剧的发生。如果感染了这些病毒，只要在医生指导下治疗，大部分人都可以安全孕育下一代的。

需要检查的人群：年龄在35岁或35岁以上的妇女；夫妻双方其中一方家里有过畸形儿及遗传病史的；曾经自然流产或做过人流，以及曾经生过死胎、畸形儿或曾有孩子出生时有残疾的；家里养有宠物，常常吃烧烤或半生不熟食物的孕妇。

测身高、体重

在整个孕前和孕期检查中，身高一般只测一次。医生将通过身高和体重的比例来估算体重是否合适，是否存在体重过重或过轻的问题，以及估算出骨盆的大小。

体重是孕前检查的必测项目。因为妊娠时体重总是有或多或少的增加，所以在体重发生改变前记录下最初体重值，有助于医生了解准妈妈体重的增长情况，为日后进行比较做准备。

测血压

血压标准值：高压应小于140 mmHg，低压应小于90 mmHg。

测量血压的目的是为了留下基础值，用来和怀孕后进行比较。有些女性虽然没有表现出症状，但是血压处于不正常的范围中。这部分女性若在准备妊娠前能够得到诊断并进行治疗，有助于其更安全地度过孕期。

测血糖

孕前还要进行血糖检查，如果有高血糖的倾向应及时治疗。孕期吸收的营养会很多，如果人体血糖调节异常就会出现糖尿病的现象，这对孕妇和胎儿是非常危险的，容易导致流产、死产或畸形。

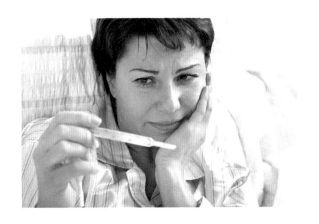

血常规检查

包括血小板、白细胞、粒细胞检查。目的是了解血红蛋白数值、白细胞数量、有无潜在感染，以及是否患有贫血。

因为如果母亲贫血，不仅会出现产后出血、产褥感染等并发症，还会殃及宝宝，给宝宝带来一系列影响，例如易感染、抵抗力下降、生长发育落后等。

乙肝全套检查

目的是及时发现乙肝病毒携带者和病毒性肝炎患者。

因为如果女方是肝炎或肾脏疾病患者，在生育时容易发生危险，例如发生产后大出血等。在妊娠早期，有可能发生流产；在妊娠晚期，有可能发生胎死宫内、早产等。另外，肝炎病毒还可直接传播给孩子。

检查尿常规

目的是了解是否有泌尿系统感染，以及其他肾脏疾患的初步筛选；间接了解糖代谢，胆红素代谢。

因为10个月的孕期对母亲的肾脏系统是一个巨大的考验，身体的代谢增加，会使肾脏的负担加重。

乳腺检查

目前的孕前检查中，很多人往往忽略女性最重要的乳腺健康，觉得年纪轻轻的，乳腺肯定没什么问题，其实不然，年轻女性中乳腺纤维腺瘤的发病率较高。

虽然乳腺纤维瘤属于良性疾病，但由于怀孕后体内激素水平变化非常大，受雌孕激素刺激，约有5%的人，乳腺纤维瘤快速增长，而这5%的人种有一部分人会变成炎性乳癌，甚至变成恶性的分叶状肿瘤。和孕前做妇科检查一样，建议女性朋友在备孕期应该去医院乳腺专科做相关咨询和检查。

口腔检查

如果牙齿没有其他问题，只需洁牙就可以了，如果牙齿损坏严重，就必须拔牙。这是由于孕妇怀孕时因为雌性激素增加，孕妇免疫力降低，牙菌斑菌落生态改变，从而促使牙周组织对牙菌斑感染的局部刺激反应加重，出现牙龈炎症等牙病。考虑到治疗用药对胎儿的影响，治疗很棘手。

因此在怀孕前孕妇应进行口腔检查，去除牙菌斑，消除牙龈炎症，避免孕期牙病治疗药物对胎儿的影响。

神经管畸形预防

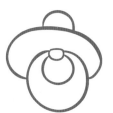

神经管畸形，又称神经管缺陷，是一种严重的畸形疾病，神经管就是胎儿的中枢神经系统。胎儿神经管畸形主要表现为无脑儿、脑膨出、脑脊髓膜膨出、脊柱裂/隐性脊柱裂、唇裂及腭裂等。

这种疾病的主要原因是因为缺乏叶酸导致的。叶酸是一种水溶性维生素，可以帮助妈妈们预防各种疾病，例如神经管畸形，所以说应该从怀孕前三个月服用叶酸，直至孕后三个月。

孕前特殊检查项目汇总

除了常规的孕期检查项目外，还有些特殊检查项目也需要注意：

1. 乙肝标志物检查　常规肝功和乙肝表面抗原检查有问题时，需要做进一步检查，其中就包括乙肝标志物检查。及时发现肝炎病毒携带者，对易感染的备孕女性实施必要的保护措施，如接种乙肝疫苗。对乙肝病毒携带者，根据携带情况给予相应的处理，降低母婴传播率，并进行孕期监测。

2. 血脂检查　目的是发现血脂代谢是否异常。

3. 肾功能检查　目的是了解准孕妇的肾脏功能，及时发现不宜妊娠的肾脏疾患。

4. 心脏超声检查　目的是排除先天性心脏病和风湿性心脏病。

5. 遗传病检查　如果家族中有遗传病史，或女方有不明原因的自然流产、胎停育、分娩异常儿等历史，做遗传病方面的咨询和检查非常必要，如染色体检查。

性激素六项检查

测定性激素六项是通过测定性激素水平，来了解女性内分泌功能和诊断与内分泌失调相关的疾病。

FSH　促卵泡激素（FSH）：是垂体前叶嗜碱性细胞分泌的一种糖蛋白激素，其主要功能是促进卵巢的卵泡发育和成熟。

LH　促黄体素（LH）：也是垂体前叶嗜碱性细胞分泌的一种糖原蛋白激素。主要功能是促进排卵，形成黄体分泌激素。

PRL　催乳素（PRL）：由垂体前叶嗜酸性细胞之一的泌乳滋养细胞分泌，是一种单纯的蛋白质激素，主要功能是促进乳腺的增生乳汁的生成和排乳。

雌二醇（E₂）则由卵巢的卵泡分泌。主要功能是使子宫内腺生长成增殖期，促进女性第二性征的发育。

孕酮（黄体酮）（P）：由卵巢的黄体分泌。主要功能是促使子宫内膜从增殖期转变为分泌期。

睾酮（T）：女性体内睾酮，50％由外周雄烯二酮转化而来，25％为肾上腺皮质所分泌，仅25％来自卵巢。主要功能是促进阴蒂、阴唇和阴阜的发育，对全身代谢有一定影响。

男性孕前应做精液检查

孕前男性朋友做检查一定要注意精液的检查，精液检查是分析男性生育能力的一个重要依据。精液检查的结果不仅对男科医生很重要，对妇产科医生也很重要，经精液检查后明确男方患有不育症时，可以避免妻子许多繁琐的检查。同时可以及时进行治疗，做好孕前的准备工作。

精子是由睾丸中的精原细胞逐渐发育而成，整个发育周期约需74天。成年男性每天约可产生精子1亿个左右。身体状态的变化，外界刺激（如放射线、温度）等，能改变精子的质量，并不能改变其发育周期。

精液常规检查出现异常时，医生有时会让病人做精液细菌学检查。在男性生殖系统发生感染时可引起精液质量的改变，如精液量、精液pH值、液化时间及精子存活率等都会发生改变。

如果精子活力不够，则要从营养上补充，如果出现少精症，男性则要戒除不良卫生习惯，如不抽烟不酗酒、不穿过紧的内裤等；如果是无精症，则要分析原因，决定是否采用辅助生殖技术。

孕前需要接种的疫苗

孕妇在怀孕期间，为了避免对胎宝贝产生影响，一般不接受疫苗接种。所以怀孕前接种疫苗就非常必要，孕前可接种的疫苗有如下几种。

1 风疹疫苗

如果孕妇被风疹病毒感染，25%风疹患者会在早孕期发生先兆流产、胎死宫内等严重后果。也可能会导致胎宝贝出生后先天性畸形或先天性耳聋。

乙肝疫苗 2

母婴传播是乙型肝炎重要传播途径之一。乙肝病毒是垂直传播的，通过胎盘屏障，直接感染胎宝贝，使85%～90%的胎宝贝一出生就成为乙肝病毒携带者。其中25%的患者在成年后会转化成肝硬化或肝癌。同时，乙肝病毒还可使胎宝贝发育畸形。

3 甲肝疫苗

甲肝病毒可以通过水源、饮食传播。而妊娠期因内分泌的改变和营养需求量的增加，肝脏负担加重，抵抗病毒的能力减弱，极易被感染。因此，经常出差或经常在外面就餐的女性，更应该在孕前注射疫苗。

流感疫苗 4

流感疫苗属短效疫苗，抗病时间只能维持1年左右，且只能预防几种流感病毒，可根据自己的身体状况自行选择。

5 水痘疫苗

孕早期感染水痘，可致胎宝贝先天性水痘或新生儿水痘；怀孕晚期感染水痘，可能导致孕妇患严重肺炎甚至致命。通过接种水痘–带状疱疹病毒疫苗，可在孕期有效防止感染水痘。

准备怀孕的女性，如果有接种疫苗的需求，则应该向医生说明自己怀孕的情况，以及以往、目前的健康情况和过敏史等，让专科医生决定究竟该不该注射。

另外，在接种疫苗时应问清楚医生，接种多久后怀孕才安全，避免疫苗对胎儿产生影响。

弓形虫病防治

弓形虫病是由弓形虫寄生引起的一种感染，世界各地的弓形虫感染非常普遍。正常人感染弓形虫绝大多数没有症状，或者症状很轻，不知道是什么时候感染的。怀孕妇女感染可传染给胎儿，有可能发生严重后果。为防止感染弓形虫病，需做到以下几点：

做好孕前、孕中检查。

家猫最好用干饲料和烧煮过的食物喂养，定期清扫猫窝，但孕妇不要参与清扫。低温（−13℃）和高温（67℃）均可杀死肉中的弓形虫。

操作过肉类的手、菜板、刀具等，以及接触过生肉的物品要用洗洁精冲洗干净。蔬菜在食用前要彻底清洗。

要特别注意防止可能带有弓形体卵囊的猫粪污染水源，食物和饲料等。

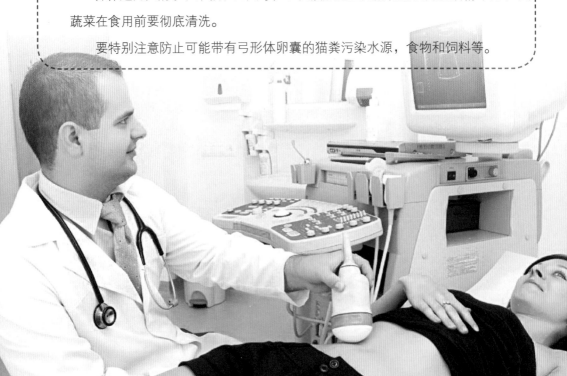

CHAPTER

6

备孕期要把
"疾病"全赶走

月经不调

因为月经不调的原因可以分为两种，一种是外界因素导致的月经不调，另一种是由器质性病变或是功能失常引起的月经不调。

外界因素导致的月经不调经调理后一般不影响生育，比如情绪异常引起的月经失调或寒冷刺激引起的月经失调。

1. 情绪异常引起的月经失调

如果女性是因为情绪、压力、生活习惯改变等导致月经不调，出现月经周期或出血量的异常，可伴月经前、经期时的腹痛及全身症状等，经过治疗和调理后不影响正常怀孕和生育。

2. 寒冷刺激的引起月经失调

月经期间，尽量不要使用凉水，特别是过凉的水。饮食上也要注意，少吃生冷食物。还要注意防寒避湿，注意身体保暖。

器质病变或功能失常导致的月经不调间接影响生育：如果是因器质病变或功能失常导致月经不调，这种类型的月经不调本身不会导致不孕，但是往往会引发一些妇科疾病，如子宫发育不全、急慢性疾病等，通过采用不同的方法进行针对性调整，如按摩、食疗等，促进卵巢内卵泡正常发育和排卵，促进子宫血液循环，改善宫腔内环境，增强其生理功能，让月经恢复正常的生理规律。

因此，月经不调的女性要积极调理身体，可以咨询医生意见选择合适的药物治疗或食疗方法，积极锻炼身体以提高身体素质。密切观察排卵情况，抓住排卵期合理安排同房，才能增加受孕成功率。

痛经

痛经为最常见的妇科症状之一，指行经前后或月经期出现下腹部疼痛、坠胀，伴有腰酸或其他不适，症状严重影响生活质量者。

痛经分为原发性痛经和继发性两类，原发性痛经指生殖器官无器质性病变的痛经，占痛经90%以上；继发性痛经指由盆腔器质性疾病引起的痛经。

未婚前痛经长大后特别是婚后生育过后，痛经自然会消失，可不必治疗。个别情况除外。但是痛经的疼痛时间长达3天者应当予以治疗。

一般情况下，重视心理治疗，消除紧张和顾虑，保证足够的休息和睡眠，规律而适度的锻炼，可缓解痛经。

出现痛经症状严重时应尽早到医院检查，以便及时发现一些妇科疾病，特别是一些生殖器官病变，早发现可避免影响怀孕。

带下

带下病就是我们常说的白带异常。中医称为"带下病"，多伴有腰骶酸痛、小腹坠胀、容易疲乏。白带过多和带脉虚弱。"带弱则胎易坠，带伤则胎不牢。"所以备孕要固带脉。

常见的带下病有四种：肝火型、脾虚型、湿热型和肾虚型。

肝火型	白带量多、颜色黄、有臭味，舌苔黄腻，月经量增多或延长，这种偏热的白带可以用龙胆草、山药、芡实、白果、黄柏、车前子等中药加减方来治疗。
脾虚型	白带量多、色白如蛋清、无味道，兼有全身容易怕冷、频尿，中药的使用则需用补脾类，例如白术、山药、人参、柴胡、芍药、甘草等中药来改善体质。
湿热型	白带颜色黄稠，甚至夹有血丝，味道恶臭，大便秘结，小腹疼痛，可以用当归、白芍、丹皮、黄柏、香附、黑豆等中药来改善白带。

肾虚型白带　白带长期量多、色白清冷如水，兼有腰膝酸软、头晕耳鸣，需用补肾中药，如山药、山茱萸、熟地黄、杜仲、芡实、莲须等中药来改善。

治疗时还必须配合阴道冲洗等外治法，需注意：

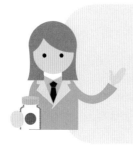

★ 所有阴道用药和冲洗，应在月经干净后。

★ 治疗期间禁止性生活。

★ 坚持整个疗程，不可半途而废。

★ 洗换下来的内裤要消毒。

功能失调性子宫出血

凡由调节生殖系统的机制失常引起的异常子宫出血，均称为功能失调性子宫出血（简称功血），是一种常见的妇科疾病。

生育年龄发生的子宫出血和青春期时的子宫出血是不同的，生育期时卵巢的功能已经很健全了，需要经历妊娠、分娩、节育的过程。引起子宫异常出血的原因有许多，如流产、节育等都会引起出血，主要表现有以下几种。

① **排卵期出血**：排卵前由于雌激素水平的低落，在排卵期可见少量阴道出血。

② **月经前出血**：月经来潮前几天有少量阴道流血，接着出现正常月经。这种类型的出血是由于黄体功能不全，雌、孕激素分泌不足引起的。

③ **经后出血**：月经开始阶段正常，但是到后期少量出血持续时间延长。这种类型的出血是子宫内膜剥落不全，这主要是由于黄体退行缓慢、孕激素持续分泌造成的。

④ **子宫内膜增殖症所引起的出血**：是一种典型的无排卵型出血。由于卵泡持续存在并分泌一定量的雌激素致使子宫内膜异常增殖，子宫内膜多呈腺囊性增生过长。

⑤ **子宫内膜成熟不全所致的出血**：是一种常见于黄体期的不正常出血。子宫内膜增殖期和黄体期改变可同时存在。是由于雌、孕激素分泌失衡所引起的。

多囊卵巢综合征

多囊是指卵巢里多了几个没有正常发育的卵泡。卵泡的发育、成熟和排卵都在卵巢中进行，而卵巢的作用，由内分泌系统分泌各种激素来控制，一旦内分泌发生紊乱，卵巢内卵泡的正常发育就受到抑制，无法选出一个发育成熟的优势卵泡，也就不可能排卵受孕。

不能正常发育的卵泡残留在卵巢内，使卵巢变硬，变大，这直接影响到女性的月经和生育，而且身体随之发生各种变化，这在医学上称为"多囊卵巢综合征"。

多囊卵巢综合征最显著的特征是无排卵，也就不能怀孕。病症包括月经稀少或闭经、慢性无排卵、不孕、多毛及痤疮等。因持续无排卵，严重情况下会使子宫内膜过度增生，增加子宫内膜癌的风险。

已经查出有多囊卵巢综合征的女性应及早治疗，这样有利于有效备孕。在正常情况下，女性最佳育龄在23～28岁之间，而患多囊卵巢综合征的女性最佳育龄应在23～26岁之间，这样才能增加怀孕的概率。

月经不调是多囊卵巢综合征的前兆之一，同样恢复正常的月经也是多囊卵巢综合征逐渐恢复的明显象征。适当地在医生的指导下调整月经是调理病症的关键之一。

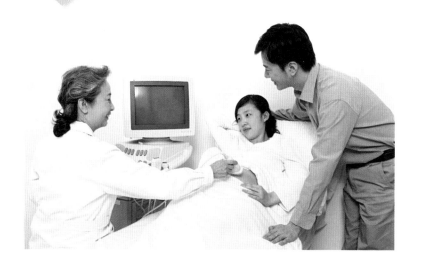

子宫内膜异位症

子宫内膜异位症是指内膜细胞种植在不正常的位置而形成的一种女性常见妇科疾病。内膜细胞本该生长在子宫腔内，但由于子宫腔通过输卵管与盆腔相通，因此使得内膜细胞可经由输卵管进入盆腔异位生长。此外，子宫内膜异位症的发生还与机体的免疫功能、遗传因素、环境因素有关。

子宫内膜异位症疾病对女性的危害严重，临床上患者普遍长期月经不调、痛经、性交疼痛等，更为严重的是导致患者不孕，子宫内膜异位的具体症状主要有以下这些。

1. 导致患者月经不调、贫血：子宫内膜异位生长在盆腔或卵巢时，异位内膜会影响卵巢的排卵功能，导致患者出现月经不调，如月经量增多、经期延长。

2. 导致加重性痛经：子宫内膜异位生长于卵巢、盆腔腹膜、直肠阴道隔等处。由于异位内膜亦受月经周期中卵巢激素的影响而增厚、出血，但不能引流而刺激周围组织，从而引起子宫收缩，导致痛经。

3. 患者大便坠胀疼痛：一般发生在月经前期或月经后，患者感到粪便通过直肠时疼痛难忍，而其他时间并无此感觉，为子宫直肠窝及直肠附近子宫内膜异位症的典型症状。

4. 性交疼痛、性生活不和谐：当异位的内膜种植在子宫直肠窝、阴道直肠隔，进行性生活时子宫内膜结节、直肠凹陷结节或者粘连，从而引发疼痛。

5. 导致尿频、尿痛、周期性尿血：多见于子宫内膜异位至膀胱者，有周期性尿频、尿痛症状；侵犯膀胱黏膜时，则可发生周期性血尿。

6. 导致不孕：子宫内膜异位可能会影响卵巢功能、盆腔环境，或使其损伤，出现盆腔器官粘连、输卵管扭曲，引发不孕。

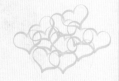

闭经

闭经是妇科疾病中常见的症状，可以由各种不同的原因引起。通常将闭经分为原发性和继发性两种。凡年过18岁仍未行经者称为原发性闭经；在月经初潮以后，正常绝经以前的任何时间内（妊娠或哺乳期除外），月经闭止超过6个月者称为继发性闭经。继发性闭经多数是由疾病所引起，且较易治疗。

一般来说，生理性闭经是一种正常的生理现象，但有些闭经则是一种病症，尤其是继发性闭经。

比如卵巢性闭经，这类闭经非常多见，如卵巢囊肿、卵巢肿瘤、多囊卵巢综合征，卵巢功能早衰及各种原因引起的内分泌功能失调所造成闭经。还有环境因素引起的闭经，是一种暂时性的内分泌功能紊乱，一般不超过6个月，月经可自然恢复。频繁的人工流产引起的闭经，有的妇女一年内做几次人流，子宫内膜被刮得稀薄，在短时期内恢复不起来。若子宫内膜基底层完全损伤的话，可导致永久性闭经，部分损伤则可引起暂时性停经。备孕女性应对此提高警惕，及时治病就医。

习惯性流产

习惯性流产为自然流产连续3次以上者，每次流产往往发生在同一妊娠月份。中医称为"滑胎"。习惯性流产的原因大多为孕妇黄体功能不全、甲状腺功能低下、先天性子宫畸形、子宫发育异常、宫腔粘连、子宫肌瘤、染色体异常、自身免疫等。

根据习惯性流产发生的时间可将流产分为早期习惯性流产及晚期习惯性流产。

早期习惯性流产系指流产发生在妊娠12周以前，一般多与遗传因素、母体内分泌失调及免疫学因素等有关；表现为阴道少许出血，或有轻微下腹隐痛，出血时间可持续数天或数周，血量较少。一旦阴道出血增多，腹痛加重，检查宫颈口已有扩张，甚至可见胎囊堵塞颈口时，流产已不可避免。

晚期习惯性流产多指流产发生在妊娠12周以后，多与子宫畸形、宫颈发育不良、血型不合及所患疾病等因素有关。多由于刮宫或扩张宫颈所引起的子宫颈口损伤，少数可能属于先天性发育异常。此类病人在中期妊娠之后，由于羊水增长，胎儿长大，宫腔内压力增高，胎囊可自宫颈内口突出，当宫腔内压力增高至一定程度，就会破膜而流产，故流产前常常没有自觉症状。

发生习惯性流产后，夫妇双方应做全面的体格检查，找出造成习惯性流产的原因，根据原因加以预防和治疗，才能避免流产的发生。预防方法有：

1 流产后不宜马上受孕：发生流产后半年以内要避孕，待半年以后再次怀孕，可减少流产的发生。

2 要做遗传学检查：夫妇双方同时接受染色体的检查。并做血型鉴定，包括Rh血型系统。

3 防止子宫口松弛：有子宫内口松弛的孕妇可做内口缝扎术。

4 治疗黄体功能不全用药时间不可过短：针对黄体功能不全治疗的药物，使用时间要超过上次流产的孕期限（如上次是在孕3个月流产，则治疗时间不能短于妊娠3个月）。

5 甲状腺功能低下不纠正不宜再怀孕：有甲状腺功能低下，经治疗甲状腺功能正常后再怀孕，孕期也要服用抗甲低的药物。

6 注意休息，避免房事：尤其是在上次流产的月份一定要卧床休息，禁止性生活。同时还应保持情绪稳定，生活规律有节。

7 男方要做生殖系统的检查：有菌精症者，要治疗彻底后再使妻子受孕。

8 其他：避免接触有毒物质和放射线的照射。

子宫肌瘤

子宫肌瘤是女性生殖器官中最常见的一种良性肿瘤，也是人体中最常见的肿瘤之一。通常情况下，20岁以下的少女很少有患子宫肌瘤的，该病的高发年龄段在30～50岁之间，且多为良性，患者不必有过重的思想负担。

不过，随着时间的推移，子宫里的肿瘤可能会越长越多或者越来越大，对于正当生育年纪的女性来说，生殖系统疾病最大的危害就是影响怀孕。如果肌瘤在子宫的位置在输卵管附近，可能对其产生压迫，阻碍正常的排卵和受精卵着床，导致长期无法怀孕。就算成功受孕，患者的流产概率也会明显偏高。另外，子宫肌瘤引起的长期月经量过多会导致患者贫血，用中医的话来说就是血虚、气血失调。如果任由其发展，严重时可能引起贫血性心脏病。同样不利于生育。

外阴瘙痒

外阴瘙痒是妇科疾病中很常见的一种症状，外阴是特别敏感的部位，妇科多种病变及外来刺激均可引起瘙痒，使人寝食难安、坐卧不宁。外阴瘙痒症状有阵发性发作和持续性发作两种情况。

不管外阴瘙痒发生在哪些女性身上，都应该了解它的症状，并及时治疗。

部位
外阴瘙痒的位置一般在阴蒂、小阴唇，也可波及大阴唇、会阴甚至肛周等皮损区。长期搔抓可出现抓痕、血痂或继发毛囊炎。出现瘙痒的症状千万不要搔抓，避免加重病情。

症状
外阴瘙痒属于阵发性发作，也可为持续性的，一般夜间比较严重，病因不清的外阴瘙痒一般发生在生育年龄或绝经后妇女身上，多波及整个外阴部，但也可能仅局限于某部或单侧外阴，但局部皮肤和黏膜外观正常，或仅有因搔抓过度而出现的抓痕。

外阴瘙痒出现的原因大多如下：

局部疾病
外阴局部出现了疾病，例如：非淋病性尿道炎、淋病、霉菌性或滴虫性阴道炎、阴虱、癣、疥疮、萎缩性角化苔癣、黏膜白斑病、接触性皮炎、蛲虫病、子宫颈炎等。

外界刺激	有时候避孕药、摩擦、内裤比较紧、月经的刺激等也能够造成瘙痒，要注意外阴的卫生。
精神因素	忧郁、紧张、忧虑、烦躁的时候常常感觉到外阴瘙痒，并且还会越抓越痒。
全身性疾病	主要是糖尿病、贫血、皮肤病、肝胆疾病、肾脏疾病、白血病、红细胞增多症、淋巴瘤等。不单单有全身瘙痒，还会常常并合外阴瘙痒。
饮食因素	食物里面缺乏铁、维生素A、维生素E、核黄素、脂肪等，进一步让外阴皮肤变得干燥、瘙痒、脱屑。

外阴瘙痒给患者带来的痛苦较多，因此，在平时生活中养成良好的卫生习惯是很重要的，一旦疾病发生，宜尽早去医院检查，早期诊断，能够得到正确及时的治疗。

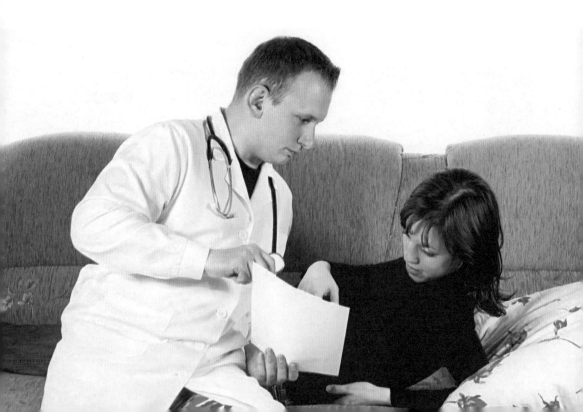

急性输卵管炎

急性输卵管炎病变以内膜炎症为主。输卵管等组织充血渗出，腔内脓性渗出物等流入盆腔，引起盆腔腹膜炎，重者形成盆腔脓肿；炎症扩散到卵巢，形成输卵管卵巢炎或脓肿。

急性炎症治疗不及时，则可转为慢性输卵管炎；肉眼可见输卵管红肿，盆腔脏器亦呈充血水肿渗出等炎症变化，按压输卵管可有脓液流出，可能见到输卵管卵巢等盆腔脓肿改变。

女性怎么判断自己是否得了急性输卵管炎，这要看是否有以下症状：

1. 体温高，脉率加快，下腹部可有肌紧张或抵抗感、压痛、反跳痛。妇科检查可有宫颈脓血性排液，宫颈充血、触之易出血，举痛。附件区压痛，可能触到痛性包块。后穹隆穿刺术可抽出少量脓性液。

2. 急性发作的下腹痛、坠胀、尿频尿痛，排液脓血状、可伴冷战发热，还可能有腹胀、便秘或腹泻。若在月经期或流产后发病，则流血量增多，经期延长。

急性输卵管卵巢炎常有一定病因存在，如月经期卫生与性生活情况，故病史很重要。

?!

是否使用过宫内节育器：在宫内节育器广泛应用的同时，患者如不留意个人卫生，或手术操作不严格，容易发生急性输卵管卵巢炎和盆腔腹膜炎。

是否有阑尾炎等炎症：盆腔或输卵管邻近器官发生炎症（如阑尾炎）时，可通过直接蔓延引起输卵管卵巢炎、盆腔腹膜炎。炎症一般发生在邻近的一侧输卵管及卵巢。此外，分娩或流产后由于抵抗力下降，病原体经生殖道上行感染并扩散到输卵管、卵巢，继而整个盆腔，引起炎症。

是否有过未经严格消毒而进行的宫腔操作：未经严格消毒而进行的宫腔操作，如吸宫术、子宫输卵管碘油造影、子宫颈管治疗，以及消毒不严格的产科手术感染等。

是否得了性传播疾病如淋病，感染后淋病双球菌可引起输卵管、卵巢炎症。

盆腔炎

盆腔炎症是指女性盆腔生殖器官、子宫周围的结缔组织及盆腔腹膜的炎症。

盆腔炎症有急性和慢性两类

1. **急性盆腔炎症**：其症状是下腹痛、发热、阴道分泌物增多，腹痛为持续性，活动或性交后加重。若病情严重可有寒战、高热、头痛、食欲不振。

   月经期发病者可出现经量增多，经期延长，若盆腔炎包裹形成盆腔脓肿可引起局部压迫症状，压迫膀胱可出现尿频、尿痛、排尿困难。急性盆腔炎进一步发展可引起弥漫性腹膜炎、败血症、感染性休克，严重者可危及生命。

2. **慢性盆腔炎症**：是由于急性盆腔炎未能彻底治疗或患者体质较差，病程迁延所致，慢性盆腔炎症的症状是下腹部坠胀，疼痛及腰骶部酸痛，常在劳累、性交后及月经前后加剧。

   其次是月经异常，月经不规则。病程长时部分妇女可出现精神不振、周身不适、失眠等神经衰弱症状。往往经久不愈，反复发作，导致不孕、输卵管妊娠，严重影响妇女的健康。

但在现实生活中，并不是所有的妇女都会患上盆腔炎，发病只是少数。

在正常情况下，女性生殖系统有自然的防御功能，能抵御细菌的入侵，只有当机体的抵抗力下降，或比如产后或流产后感染、宫腔内手术操作后感染、经期卫生不良、邻近器官的炎症直接蔓延等原因使女性的自然防御功能遭到破坏时，才会导致盆腔炎的发生。

女性在感染了盆腔炎后应该及时进行有效治疗，同时还需要注意饮食护理、生活护理等。这些都和女性平时习惯关系很大。

宫外孕

孕卵在子宫腔外着床发育的异常妊娠过程。也称"宫外孕"。以输卵管妊娠最常见。病因常由于输卵管管腔或周围的炎症，引起管腔通畅不佳，阻碍孕卵正常运行，使之在输卵管内停留、着床、发育，导致输卵管妊娠流产或破裂。

受孕是一种非常复杂的自然现象，这其中的每个环节都结合得很紧密，任何一处出错便会对受精的结果造成影响。以下一些因素是造成宫外孕的常见原因。

① 慢性输卵管炎症：这类病症是造成宫外受孕最常见的原因之一，轻度的发炎会导致输卵管腔内部空间变窄，管道的蠕动受到影响，受精卵在转移的途中缺少了动力，很有可能受到妨碍后便随意停留。

② 输卵管发育不良或功能异常：输卵管发育不良或异常等症状都有可能成为诱发子宫外妊娠的原因，比如：输卵管过长、肌层发育差、双输卵管等等。

③ 上环：节育环毕竟是种"异物"，被放置在体内可能会引起输卵管发炎等排异反映，造成子宫外妊娠。上环后的妇女一定要小心护理，身体出现异常状况要及时去医院治疗。

④ 受精卵游走：由于游走的路程远，时间长，受精卵在此期间不断发育，可能随时在某处停留并发育。

⑤ 反复人流：反复人流、药流对身体的危害是不可避免的，不想要孩子的女性朋友一定要做好避孕措施。做流产手术次数越多的女性，宫外妊娠发生的概率就越大。

⑥ 有宫外孕史：如果曾经发生过宫外妊娠，那么下次受孕还在子宫外妊娠的概率会明显上升。

宫外孕流产或破裂前往往无明显症状，也可有停经、腹痛、少量阴道出血。破裂后表现为急性剧烈腹痛，反复发作，阴道出血，以至休克。为避免宫外孕带来的伤害，要注意防范。

防范措施

1. **怀孕以及正确避孕**：选择双方心情和身体状况俱佳的时机怀孕。如暂不考虑做母亲，就要做好避孕。良好的避孕措施从根本上杜绝了宫外孕的发生。

2. **及时治疗生殖系统疾病**：炎症是造成输卵管狭窄的罪魁祸首，人工流产等宫腔操作更是增加了炎症和子宫内膜进入输卵管的概率，进而导致输卵管粘连狭窄，增加了宫外孕的可能性。

3. **尝试体外受孕**：如果曾经有过一次宫外孕，那么再次出现宫外孕的话足以摧毁女人做母亲的信心。可以选择体外受孕。精子和卵子在体外受精成功后，送回到母体的子宫安全孕育。

阴道炎

正常健康妇女阴道对病原体的侵入有自然防御功能。当阴道的自然防御功能受到破坏时，病原体易于侵入，导致阴道炎症。

阴道炎是常见的疾病，根据病因不同，一般分为细菌性阴道炎、滴虫性阴道炎、霉菌性阴道炎等。

细菌性阴道炎

患者临床约有10%～50%无症状，有症状者多有鱼腥臭味的灰白色的白带，阴道灼热感、瘙痒。

滴虫性阴道炎

白带增多，可为稀薄浆液状，呈灰黄色或黄绿色，有时混有血性，20%白带中有泡沫。外阴有瘙痒、灼热，性交痛亦常见，感染累及尿道口时，可有尿痛、尿急，甚至血尿。

霉菌性阴道炎

白带多、黏稠或豆腐渣样，外阴及阴道灼热瘙痒。波及尿道，也可有尿频、尿急、尿痛等症。

部分人经治疗后，看到白带变少了或是不痒了，就停止用药，没有充分治疗；有的人随意使用抗生素，破坏阴道菌群间的制约关系；或是夫妻双方未同时接受治疗，病菌通过性生活传染给妻子；还有就是治疗后，不注意个人卫生，造成病菌的交叉感染，使阴道炎反复发作。

输卵管不通

　　输卵管不通主要有三种情况：

| 第一种 | 输卵管通而不畅，这种比较的轻微，只要是将输卵管打通就可以怀孕。 |

| 输卵管闭塞不通，损坏程度较轻，大部分输卵管是正常的，这种情形下，经疏通，怀孕的概率也是蛮大的。 | 第二种 |

| 第三种 | 输卵管闭塞不通，且病损严重，这种情况下，治愈的概率就不好说了。正常怀孕的话，需要双侧输卵管都通畅了，才能顺利。 |

　　最常见的原因是输卵管或盆腔腹膜炎症所致：主要分为病理性的原因和人为造成的原因。女性患者输卵管堵塞，常见的原因是一些女性患有妇科炎症，而妇科炎症又经女性子宫内膜向上蔓延，影响到了女性的输卵管，女性输卵管受炎症影响，致使女性输卵管上皮脱落，再进一步引发女性输卵管黏膜粘连。

　　输卵管不通的危害是很大的。

　　宫外孕：此时，精子无法顺利进入输卵管，即使与卵细胞正常结合，在运送至宫腔的过程中，也会受到阻碍，很有可能会在输卵管中着床发育，形成宫外孕。

　　危害胚胎：我们都知道，受精卵只有着床在宫腔中的子宫内膜，才能够最好的发育，但发生输卵管积水时，积水会随着受精卵进入宫腔，积水当中的有害物质对胚胎将造成极大的影响，威胁其着床，并增加流产概率。

　　不孕：当卵巢排放卵细胞之后，在输卵管外部肌肉和管内纤毛共同作用下，将卵细胞运送至输卵管内，并为精子提供上行通道，有利于精卵结合。但输卵管不通却对此形成了阻碍，精子制动能力受限，无法接触到卵细胞，因此也就导致了女性不孕。

痛经：输卵管长期堵塞发炎导致盆腔充血，引起淤血性痛经，痛经现象多伴在月经前1周开始即有腹痛，越临近经期越重，直到月经来潮。

月经不调：输卵管和卵巢是相邻的，通常输卵管的疾病对于卵巢的功能没有影响，对于月经量的多少也不会有影响，只有炎症扩散到卵巢，对于卵巢功能产生损害的模式才会出现月经的异常。

腹部不适：非经期，下腹尤其是下腹两侧出现不同程度的疼痛，大多数为隐性的不适感，腰背部及骶部酸痛、发胀、下坠感，经常会因为劳累而导致症状加重。

其他症状：可能出现出现白带增多、性交疼痛、胃肠道障碍、乏力、劳动受影响或不耐久劳、神经症及精神抑郁等。

痔疮

痔（俗称痔疮）是一种位于肛门部位的常见疾病，任何年龄都可发病，但随着年龄增长，发病率逐渐增高。痔按发生部位的不同分为内痔、外痔、混合痔。

痔疮症状主要表现为便血，便血的性质可为无痛、间歇性、便后鲜血，便时滴血或手纸上带血，便秘、饮酒或进食刺激性食物后加重。痔疮可通过饮食调理。

1. 增加含纤维高的食物　高纤维素饮食可使大多数患者的症状缓解或消失，有类似括约肌切开和肛门扩张的效果。

2. "食不厌粗"　粗加工的食品，含有较多的营养素和食物纤维，适合便秘或痔疮患者食用，有利于大便通畅。

3. 纠正不良饮食习惯　长期饮酒不但对肝脏有损害，而且也可促使痔疮形成，痔疮患者应戒酒，同时避免辛辣刺激性的食物。

孕妇是痔疮的高发人群，孕妇痔疮发生率高达76%。这是因为在妊娠期间，盆腔内的血液供应增加，随着胎儿一天天长大，子宫也随之胀大，继而压迫静脉，造成血液的回流受阻。再加上妊娠期间盆腔组织松弛，更促使了痔疮的发生和加重。

孕妇痔疮如果长时间得不到改善，便会引起不同程度的贫血，影响胎儿的正常发育。同时，影响正常的代谢，原本应该排泄的代谢产物又被人体吸收，这对孕妇和胎儿都会造成不小的危害。

虽然痔疮可以经手术治疗，但妊娠后期一般不宜手术。所以，怀孕前发现患有痔疮的，要及时治疗，怀孕后患痔疮应主要靠饮食调节和每天熏洗坐浴来治疗，一般不采用手术。即使病情非常严重，也要等到产褥期后，才进行手术治疗。

心脏病

一般而言，育龄妇女在妊娠后体内血液的总量和心脏的输出量都会逐渐增加，到怀孕第7、8个月的时候比平时要增加1/3左右；在分娩的时候，由于产妇用力，肺脏和腹部的压力都会急剧增高。这些变化对有心脏病的妇女来说无疑都是沉重负担。

患心脏病的女性怀孕时，有可能加重心脏的负担而造成严重的后果，但是并不是患有心脏病的女性就不能怀孕。患有心脏病的妇女一定要慎重对待怀孕，如果贸然怀孕的话，不仅进一步加重病情，也容易使胎儿夭折在子宫里，严重者甚至还可使孕妇发生心力衰竭，危及自身生命。因此，务必要特别注意以下几点：

首先应该明确是否能够继续妊娠。如果因妊娠而导致心功能不全，心脏负担不了加大了的负荷者，应考虑终止妊娠。

经过医生检查后，认为可以继续妊娠者，应与医生密切配合，定期做孕期检查。检查频度要比正常孕妇高，以便医生根据病情变化而给予必要的治疗。妊娠后要切实注意休息，不能从事过重、过多的劳动，尽量减轻心脏的负荷。在饮食上要注意少食多餐，选择易消化、富含蛋白质和维生素的食物，并且适量限制食盐的摄入量。接近分娩时要提前做好住院待产的准备，或提前住院待产，以备不虞。

此外，由于遗传的关系，孕妇本人患有先天性心脏病者，其胎儿患先天性心脏病的可能也大一些。所以，孕期必须定期做好产前检查，以便及早发现问题，若有异常应坚决果断尽快终止妊娠。

肺结核

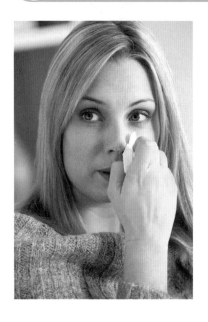

肺结核是一种呼吸道传染病。孕妇由于其特殊的生理变化，耗氧量超过非孕妇的15%~25%，所以容易感染结核病或使原有的结核病复发。凡已患肺结核的女子应采取措施，待结核治愈1年以上再考虑妊娠为宜。

这是因为，肺结核患者怀孕后，由于妊娠反应影响营养摄入，对结核病痊愈不利，而且缺乏营养也会影响胎儿的生长发育。此外，肺结核患者需要服用异烟肼或注射链霉素1~1.5年，长期使用这些药物会导致胎儿畸形或死胎，如链霉素可造成胎儿先天性耳聋。

还有，为检查肺结核的病情变化需定期进行X线透视或摄片，而X线可能使胎儿发生畸形。

从以上各方面而论，为了保证母子健康，患活动性肺结核病的妇女是不宜怀孕的。在结核经过治疗，已经吸收好转，基本稳定，而且不需要用抗结核药物治疗后，才可以考虑怀孕。怀孕后要注意营养和及早进行产前检查，以便在医生的监护及治疗下平安地度过孕期，保证母婴健康。

所以说，患有结核病的患者，应该等到治疗好以后再考虑结婚生子。以避免因为婚后的夫妻生活、生儿育女、家务等一系列的问题，给治疗带来不利的影响。已结婚的育龄妇女，如果患了肺结核，应暂时避孕。因为此时怀孕，可能会导致患者肺结核病情加重，且胎儿可能会出现发育不良或死胎；如果肺结核患者已经怀孕，最好终止妊娠。

慢性肾病

慢性肾炎又叫慢性肾小球肾炎，临床表现有蛋白尿、水肿、高血压。肾功能低下者尤其应该注意。

由于妊娠增加了肾脏负担，容易并发妊娠高血压综合征，往往加重肾脏损害。慢性肾炎伴有血压增高者，往往伴有胎盘功能减退，胎儿血液供应不足，可发生胎儿宫内发育迟缓、死胎、围产死亡率高。患严重肾炎的孕妇，其胎儿死亡率可达50%。

如果是肾炎非活动期，仅表现单纯有少量蛋白尿，不伴血压增高者，妊娠可不加重肾脏损害。

怀孕后由于胎儿生长发育的需要，孕妇的各器官和系统均会发生一系列相应的生理变化，受到激素的作用，输尿管增粗、蠕动减弱、尿流缓慢，孕妇也易发生肾盂肾炎。

病情出现下列情况之一者，妊娠会不利于孕妇健康甚至有发生意外的可能。故以暂不怀孕为好。

1. 肾功能衰竭患者　不论男女，患病可能影响精、卵子质量，不建议怀孕。特别是女患者怀孕以后，会进一步加重肾脏负担，不仅危及自身生命，还容易导致胎儿畸形、流产、死胎。

2. 膀胱炎、肾积水等重症感染性肾病患者　治疗过程中要大量使用抗生素，可能影响胎儿健康，也暂时不宜怀孕。

肾炎患者应该积极地配合医生的治疗，争取早日康复，减少复发的可能。特别是在日常生活中，注意饮食的调理。

合理饮食是肾炎的护理方法之一。若水肿明显，血压升高，应限制食盐摄入。大量蛋白尿，但肾功能正常，应给予高蛋白饮食。肾功能损害明显，根据病情给予适量高生物效价蛋白饮食，如鸡蛋、牛奶、瘦肉等并保证充足的热量。而这些肾炎的护理都是较为常见的。

一旦怀孕必须加强监护，特别注意保健，如注意休息并增加卧床时间，饮食上摄取丰富的蛋白质和维生素。整个孕期都要有医生监护，以便及早发现妊娠高血压综合征，及时采取控制方法。

如果已经确认是慢性肾炎，一次妊娠后最好做绝育手术。即使第一胎不幸夭折，也不要冒险再次怀孕。临床已经证明，每怀孕一次，都会使肾炎病情加重，而缩短患者的寿命。

淋病

淋病是以泌尿生殖系统化脓性感染为主要表现的性传播疾病。淋病多发生于性活跃的青年男女。淋病的主要症状有尿频、尿急、尿痛、尿道口流脓或宫颈口阴道口有脓性分泌物等。或有淋菌性结膜炎、直肠炎、咽炎等表现，或有播散性淋病症状。

女性淋病特别是子宫颈有淋球菌感染时，可合并上生殖系统的感染，造成较为严重的后果，如淋菌性盆腔炎，包括子宫内膜炎、输卵管炎、输卵管卵巢囊肿、盆腔脓肿、腹膜炎等。

病人有发热、畏寒、全身不适、呕吐、下腹部和腰部有阵痛，可放射到会阴部。白带多而带脓血，触诊时下腹两侧有触痛，可摸到有压痛的小肿块，子宫也有压痛。若治疗不及时、不彻底成为慢性输卵管炎，可引起异位妊娠（宫外孕），输卵管因发炎后可致粘连，积水或积脓，可导致不孕。

一发现患病，确诊后应立即治疗。应选择对淋球菌最敏感的药物进行治疗。药量要充足，疗程要正规，用药方法要正确。只有达到治愈标准后，才能判断为痊愈，以防复发。治愈者应坚持定期复查。

同时检查、治疗性伴侣，**患者夫妻或性伴侣双方应同时接受检查和治疗**。在症状发作期间或确诊前2个月内与患者有过性接触的所有性伴侣，都应做检查和治疗。如果患者最近一次性接触是在症状发作前或诊断前2个月之前，则其最近一个性伴侣应予治疗。

感染淋球菌新生儿的母亲及其性伴侣应根据有关要求做出诊断，并按成人淋病治疗的推荐方案来治疗。

梅毒

梅毒是人类独有的疾病，**显性和隐性梅毒患者是传染源**，感染梅毒的人的皮损及其分泌物、血液中含有梅毒螺旋体。感染后的头两年最具传染性，而在四年后性传播的传染性大为下降。

妊娠梅毒是孕期发生的显性或隐性梅毒。大部分妊娠梅毒时，可通过胎盘或脐静脉传给胎儿，形成以后所生婴儿的先天梅毒。大部分孕妇因发生小动脉炎导致胎盘组织坏死，造成流产、早产、死胎，只有少数孕妇可生健康儿。一般认为孕妇梅毒病期越早，对胎儿感染的机会越大。孕妇即使患有无症状的隐性梅毒也具有传染性。

　　有梅毒病史的已婚妇女在孕前一定要进行全面梅毒检查。有过不洁性生活或者曾感染过梅毒的女性在打算怀孕前，最好去正规医院做全面梅毒检测。对于那些梅毒治疗完成、梅毒症状不明显的已婚女性也要在确定梅毒治愈后，才能怀孕。

　　妊娠期的梅毒检查和治疗：在妊娠初3个月应作梅毒血清学检查。如发现感染梅毒应正规治疗，以减少发生胎传梅毒的机会。

　　患梅毒后的饮食调养与其他感染性疾病一样，均要吃新鲜富含维生素的蔬菜、水果，少吃油腻的饮食，忌食辛辣刺激食物，戒烟、酒，适当多饮水，有利于体内毒素的排除。

尖锐湿疣

　　尖锐湿疣又称生殖器疣、性病疣。其典型表现为初起为小的淡红色丘疹，后逐步增大加多，表面凹凸不平，潮湿柔软，呈乳头样、蕈样或菜花样崛起，红色或污灰色，根部常有蒂，且易产生糜烂渗液，易出血。

　　尖锐湿疣常常与其他性传播疾病同时存在，所以需要在医治时检查完全，医治完全。一般产生在外阴部的尖锐湿疣，假如湿疣较小，其实不影响受孕。除非湿疣较大，接近阴道口，并有恶臭分泌物，可造成暂时不孕。当子宫颈上的湿疣汇集成团，梗塞在子宫口处，影响精子的运行时，则会影响受孕，但都是暂时性不孕，治愈后仍可怀孕。

　　假如孕妇患尖锐湿疣，因为怀孕期外生殖器充血，且机体免疫功能也有所改变，会使尖锐湿疣发展较快，体积增大，数目增多，有时疣体太多会妨害经阴道生产。并且，胎儿经阴道生产时，还有可能感染人乳头瘤病毒，产生新生儿喉头疣或尖锐湿疣，尽管这类机会很少，也多主张对患尖锐湿疣的孕妇实行剖宫产。

　　尖锐湿疣并非难以开口的疾病，患者千万不要等到湿疣逐步长大，妨害了生理功能时才见医生。治疗时要做外阴、阴道、宫颈的全面检查。

尖锐湿疣的医治有些麻烦、苦楚，但不要因而中断医治，首先要制止性生活，配偶也应当一同接受检查医治。其次，不管是有疣体长出者，还是无症状带病毒者，都具有传染性。保持外阴清洁干燥，勤换内裤，减少分泌物的刺激，换下的内裤要单独清洗并消毒。

育龄期女性要特别注意预防尖锐湿疣，注意个人卫生，经常清洗私处，洁身自爱，女性发生性行为的年龄越小，患上尖锐湿疣的概率就会越大。如果发现或者是怀疑自己患上了尖锐湿疣疾病，一定要及时地去医院接受检查和治疗。

尖锐湿疣是一种很难痊愈的性疾病，还会直接影响到怀孕分娩，有传染给宝宝的概率，所以一定要做到防患于未然！

软下疳

软下疳是感染引起的性传播疾病，主要表现为生殖器疼痛性溃疡和腹股沟淋巴结化脓性病变。溃疡质软，因此称为软下疳。

潜伏期3~14天，平均4~7天。初始可见小丘疹，1~2天内形成脓疱，破溃形成溃疡，伴明显疼痛，周围皮肤潮红，溃疡基底软。50%的患者起病1周后发生单侧急性腹股沟淋巴结炎。有发热、倦怠无力及头痛症状。

大多数病人在出现溃疡以后，继而出现腹股沟化脓性淋巴结炎，有疼痛，进一步可以发生化脓、表面皮肤发红现象。肿大的淋巴结常有波动感，可自然破溃流脓，形成溃疡和窦道。并发症包括包皮炎、嵌顿包茎、尿道瘘、尿道狭窄、阴茎干淋巴管炎、阴囊或阴唇象皮肿以及溃疡的继发其他感染等。

软下疳是一种传播率比较低的性病，预防软下疳要做到：

积极做好健康教育工作，帮助人们认识到非婚性行为、多性伴、不安全性行为的危害性，鼓励人们在出现可疑的症状与体征时及早就医。

提倡安全性行为，避免发生高危性行为，采取安全性行为，每次性行为都应使用安全套，减少感染或被感染的机会。

做好病人日用品的消毒工作：病人在恢复期之前所用过的内衣、内裤、床单、被单要煮沸消毒；用过的浴盆及马桶要用70%乙醇擦拭。

生殖器疱疹

女性外阴部的单纯疱疹病毒感染即为生殖器疱疹，通常感染大阴唇和小阴唇。该病通过与患有单纯疱疹疾病的人性交或者口交传播。发病初始，在生殖器部位出现多处小疱；随后这些小疱破溃融合成溃疡，碰触后非常痛。10～20天后症状开始消退。

生殖器疱疹容易复发，这一点是真正让病人感到特别大压力的原因。这是因为疱疹病毒潜伏在神经节里面，一旦身体抵抗力差的时候，疱疹就发作了。

患者在生活方面多加注意，比如过度的劳累、精神压力大、饮酒、吃刺激性食物等都有可能引起疱疹的复发。这些都要尽量避免。

怀孕之前一定要去做疱疹的检查，夫妻两人都要做疱疹的检查，因为有一些疱疹症状不是很明显，有的人还以为是湿疹或皮炎。只要患上生殖器疱疹，以后就有复发的可能，所以孕前要做检查。如果在怀孕期间生殖器疱疹复发，治疗起来要用药，可能会对胎儿有影响。

另外，生殖器疱疹本身就可能会对胎儿产生影响，新生儿从母体那里获得单纯疱疹病毒感染，比如在顺产时，由于阴道皮肤黏膜的破损，新生儿感染上病毒。所以，女性如果患上生殖器疱疹，一定要配合医生稳定病情，以防在怀孕期间复发。

非淋菌性尿道炎

非淋菌性尿道炎是由沙眼衣原体和支原体等引起的一种性传播疾病。在临床上有尿道炎的表现，但在分泌物中查不到淋球菌，细菌培养也无淋球菌生长。女性患者常合并子宫颈炎等生殖道炎症。

引起非淋菌性尿道炎的原因

不洁性生活 不洁性交是感染非淋菌性尿道炎的主要原因。男性非淋菌性尿道炎几乎都是由**性交接触引起的**。非淋菌性尿道炎患者是主要传染源，传播快、感染率高，通常在感染后 1 ~ 3 周内发病。

外伤感染 非淋菌性尿道炎病原体可经皮肤或黏膜上的小小破裂伤口侵入体内，经过潜伏数日，病原体繁殖到足够的数目便开始发病。因此，要谨慎对待破裂的伤口。

自身免疫力低下 主要是指非性接触传染，是接触非淋菌性尿道炎患者的分泌物或被污染的用具，如沾有分泌物的毛巾、擦脚布、脚盆、衣被，甚至于厕所的马桶圈等，均可传染。

预防非淋菌性尿道炎要做到以下三点：

1. 预防的关键是杜绝不洁性交。此外，公共浴池的卫生也很重要，不提倡泡澡，应淋浴，衣服要单独存放。

2. 淋病加大了本病发病的机会，故患淋病后要积极治疗，彻底治愈。淋病治愈后要化验检查是否患有非淋菌性尿道炎。

3. 配偶一方患病后，另一方要做化验检查，发现患病后要积极治疗。

男性性功能障碍

男子性功能障碍是指男性性功能和性满足无能，常表现为性欲障碍、阳痿、早泄、遗精、不射精和逆行射精等。

性功能障碍的出现，使患者和其配偶无法享受性生活。这不但困扰男性的身心健康，使男性心情苦闷、情绪压抑，甚至丧失生活激情、消极萎靡，更关系到两性的和谐与幸福，严重的还可能会导致婚姻破裂。

患者阴茎难以勃起，无法将精子输至女性的宫颈口，显然就不能轻易生育下一代。对于病情较轻的患者，可以勉强完成性生活。但此时患者的生理功能处于非健康的状态，精子质量差，对优生优育也有一定的影响。

　　完美的性生活，需通过肉体和精神两方面去完成，两者相辅相成，不可缺少。因而，要实现婚姻美满和房事协调，关键是"相互激励"和"相互协调"，否则就可能产生性挫折和性功能障碍。

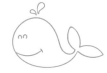

　　性功能障碍除了会影响性功能障碍之外，还会引发男性其他疾病，患有该疾病要及时到专业医院进行检查，早发现、早治疗。

不孕

　　不孕的医学定义为一年未采取任何避孕措施，性生活正常而没有成功妊娠。主要分为原发不孕及继发不孕。原发不孕为从未受孕；继发不孕为曾经怀孕以后又不孕。根据这种严格的定义，不孕是一种常见的问题，大约影响到至少10%～15%的育龄夫妇。**引起不孕的发病原因分为男性不育和女性不孕。**

　　女性不孕主要以排卵障碍、输卵管因素、子宫内膜容受性异常为主，男性不育主要是生精异常及排精障碍。

　　诱导排卵俗称促排卵，是治疗无排卵性不孕的主要手段，指对有排卵障碍的患者采用药物或手术方法诱发卵巢的排卵功能。

　　输卵管性不孕的治疗，根据病变部位、粘连程度、累及范围、不孕年限、是否合并其他不孕原因以及患者意愿选择合适的治疗输卵管性不孕的方法。

　　男性不育的治疗，应根据不同的致病因素采用不同的治疗方法。对于病因明确的，应积极采用相应的措施治疗，以提高其精液质量。对于不明原因造成的精子质量低下，可以尝试采用中药联合调整精神状态、生活习惯来改善精液质量，若效果不明显，或合并其他不孕原因，应及时采用辅助生殖技术。

女性肥胖

对于女性肥胖者来说，过多的脂肪将导致体内雄激素转变为雌激素，造成雌激素生成量增多，改变雌激素的代谢途径。体内高水平的雌激素长期作用而无孕激素的对抗，易引起子宫内膜增生，导致月经不调、子宫肌瘤等一系列妇女疾病。

肥胖使准妈妈发生妊娠期糖尿病和孕育巨大胎儿的可能性增加，有些罹患妊娠期糖尿病的准妈妈产后可能转变成终生性糖尿病患者。

脂肪多还会导致肌肉力量差，常伴有子宫收缩乏力，产程进展缓慢；再加上胎儿巨大，难产概率比一般准妈妈增加4倍。这些不良后果，必然会导致剖宫产率相应增加。

备孕女性肥胖的，最好通过合理膳食、健康运动减肥后再怀孕。

哮喘

尽管只有大概8%的准妈妈有哮喘，但哮喘仍然是怀孕期间最常见的肺部疾病，对母婴的影响取决于哮喘的严重程度。慢性哮喘病人由于心肺功能受到严重损害，是不能承受妊娠负担的。

哮喘发作时呼吸困难，严重时会引起全身性缺氧，包括胎儿的缺氧，造成胎儿发育迟缓、早产，或使胎儿及新生儿死亡。因此，慢性哮喘病人不适合怀孕。

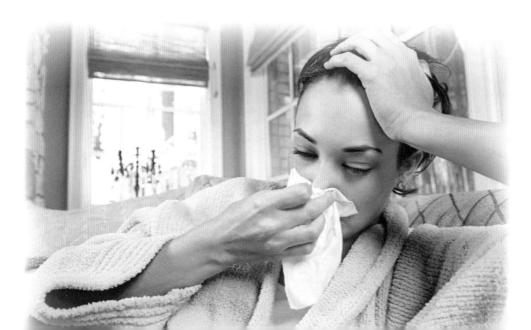

心肺功能正常的患者，一般情况下可以怀孕、分娩。无并发症和心、肺功能病变的，只要采取不造成胎儿病变的手术助产，缩短产程，减轻产妇负担，就会保证分娩安全。

怀孕对哮喘的影响对不同的准妈妈也会有所不同，约1/3准妈妈的哮喘会在孕期加重，1/3则会好转，而另外1/3没有变化。在生产后的3个月，孕期哮喘症状的变化会恢复到怀孕前的状态。

如果哮喘症状不稳定的话，应该接受积极治疗。如果患哮喘的准妈妈需要用药，应该注意不宜长期服用碘化物化痰，否则会引起胎儿甲状腺肿大。哮喘发作时使用药物，一定要根据医生的意见慎重选择。

乙型病毒性肝炎

据统计，我国乙肝病毒感染患者多达1.2亿人，其中至少有1/3处于婚育年龄。肝炎的种类有很多，有部分类型的肝炎是能够治愈的。至于目前来说无法治愈，只能控制的大、小三阳，只要其乙肝两对半检查转阴的话，也可怀孕。

在多种类型的肝炎当中，最受备孕夫妇关心的要数乙肝大三阳和小三阳这两种类型了。尽管有很多乙肝病毒携带者希望先治愈，后怀孕。但是按照目前的医疗水平来说，并不能彻底清除肝脏内的乙肝病毒，也就是说没有可以完全治愈乙肝的特效药。

小三阳的患者只要乙肝病毒脱氧核糖核酸（HBV－DNA）检查为阴性，说明身体内的乙肝病毒稳定的话，一般情况下不会传染，也不影响日常生活，可以怀孕。

但是，假如你的肝功能受损了，乙肝病毒DNA呈阳性，并且正在进行抗病毒治疗，暂时就不太适合怀孕，建议等DNA转阴、肝功恢复正常，再受孕。

此外，对于使用干扰素治疗的乙肝女患者，必须停药半年以上才能考虑怀孕，干扰素会影响胎儿生长发育。

艾滋病

艾滋病是一种危害性极大的传染病，由感染艾滋病病毒（HIV病毒）引起。HIV是一种能攻击人体免疫系统的病毒。它把人体免疫系统中最重要的T淋巴细胞作为主要攻击目标，大量破坏该细胞，使人体丧失免疫功能。因此，人体易于感染各种疾病，并可发生恶性肿瘤，病死率较高。HIV在人体内的潜伏期平均为8~9年，患艾滋病以前，可以没有任何症状地生活和工作多年。

艾滋病感染的途径有三种：血液传染、性接触和母婴传播。 如果男性是艾滋病病毒感染者，其精子质量差、数量少是肯定的，对生育的影响是显而易见的。

但是，女性比男性更容易感染艾滋病。母婴传播导致婴儿感染艾滋病的比例虽然很低，但对婴儿的健康产生的影响当然很大。如果母亲是艾滋病感染者，通过胎盘母婴垂直传播方式感染胎儿，有可能导致早产及婴儿出生体重降低，并很可能导致夭折。而且母乳也可成为传播介质，婴儿吃母乳很有可能感染艾滋病。

所以，只要已婚未育男女的一方或双方感染了艾滋病，都不建议孕育孩子。

目前尚无预防艾滋病的有效疫苗，因此最重要的是采取预防措施。

坚持洁身自爱，不卖淫、嫖娼，避免婚前、婚外性行为。

严禁吸毒，不与他人共用注射器。

不要擅自输血和使用血制品，要在医生的指导下使用。

不要借用或共用牙刷、剃须刀、刮脸刀等个人用品。

使用安全套是性生活中最有效的预防性病和艾滋病的措施之一。

要避免直接与艾滋病患者的血液、精液、乳汁和尿液接触，切断其传播途径。

CHAPTER
7

必须注意的备孕期
生活细节

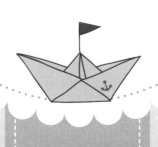

孕前保证充足睡眠，不宜熬夜

对备孕男性来说，熬夜最大的危害就是影响生精。人类的生物钟支配着人的内分泌，而生精主要在夜间进行，如果男性得不到充分的休息，就使生物钟紊乱。长期如此，内分泌紊乱容易造成精液的产生有困难。

女性长期熬夜或者失眠会改变身体原有的生物钟，从而引发机体生命节律发生紊乱。这种紊乱将导致一系列内分泌功能的失调，进而影响女性的排卵周期。一旦排卵周期被打乱，就可能出现月经不规律，随之会使孕激素分泌不平衡。而一些女性高发肿瘤，如子宫肌瘤、子宫内膜病变、乳腺病变等，都与孕激素的分泌异常有着密切关系。所以熬夜的女士就产生无法正常排卵、卵巢储备功能下降等症状，影响怀孕。

经常熬夜，是造成怀孕概率降低的原因之一。准备怀孕的夫妻应该养成规律的生活作息，最好能够在晚上11点以前就寝，将生理功能调整到最佳状态。

在最佳睡眠时间入睡

人体肾上腺皮质激素和生长激素都是在夜间睡眠时才分泌的。前者在黎明前分泌，具有促进人体糖类代谢、保障肌肉发育的功能；故一天中睡眠最佳时间是晚上10时到凌晨6时。最佳睡眠时长是7~8小时。身体各功能主要"工作"时间如下：

子时	23：00-1：00是胆"值班"时间，是心肾相交的时刻，没有休息会产生"阴虚阳亢"的现象。
丑时	1：00-3：00是肝血"值班"时间，经常熬夜的人"易动肝火"就是这样的一个道理。
寅时	3：00-5：00是肺气"值班"时间，精气虚耗得厉害，是过早衰老的催化剂，老年人在这个时间容易惊醒。

卯时	5：00-7：00 是大肠 "主管" 时间，应该大便排毒，经常熬夜的人这个时间却睡觉了，该排的毒未排。经常熬夜的人大便会有两种情况：便秘或者是便溏。
辰时	7：00-9：00 是胃 "主管" 时间，脾胃运化食物的时刻，熬夜的人还在睡觉就损伤了胃。

　　备孕的人应当遵循健康的作息方式，调整自己睡眠时间，良好睡眠促进新陈代谢，也能保持身体健康，精力充沛。

睡眠环境有讲究

　　如卧室温度太热、太冷都不适合，最理想的室温约为24℃；避免嘈杂的环境，略微调整睡眠空间，或许能够改变失眠者对床的既定认知，进而更好地睡眠。

　　睡眠环境包括八点：位置，颜色（墙壁和窗帘），声音（包括室内声音和室外声音），光线（室内照明，室外光线），温度，湿度，通风及其他（蚊子、跳蚤、苍蝇等妨碍睡眠的虫类）。

颜色	蓝色和绿色是海和树的颜色，对安定情绪有利。
光	人在睡眠时，光亮刺激视神经，而且抑制松果体分泌褪黑素，故睡眠时寝室光线宜暗不宜亮。"静"和"暗"是睡眠的两大要素。
温度	夏天 26℃较合适。
湿度	40% ~ 60% 为宜。

　　睡眠环境舒适是保证睡眠质量优质的前提，充分的睡眠让人精神焕发，自然就有一份备孕的好心情。

选一张最舒服的床

人在睡眠中会不自觉翻身，翻身具有两大优点：避免表浅的神经和血管受压迫，及因身体不动使椎间软骨无法有效的排出废物及吸收养分，进而影响脊椎的新陈代谢。选一张舒适的床，才能让身体得到最大限度的舒展和放松，缓解工作和生活的压力，轻松备孕。

所以要知道床具是否适合，其软硬度、大小都要注意：

床铺软硬度： 床铺太硬，容易压迫到表皮的神经或血管，醒来时感觉手麻、脚麻，可能会使末梢神经受损。反之床铺太软，当人仰卧在柔软的床垫上面，身体就会成"W"形，易导致臀部、肩胛骨往下沉，使得脊椎过度后仰，呼吸不自然，这都不利于健康。

床宽： 以肩宽2.5~3倍为宜，太宽易产生不安心理。

选择最科学的枕头

人体在卧床时保持颈椎正常的生理性前凸，才符合颈椎的生理要求；这样可使颈部的肌肉、椎间盘、韧带等均处于自然放松的休息状态。过高的枕头会导致脑部供血不足，对椎动脉型颈椎病尤为不利。反之，有人喜欢无枕睡眠或者枕头过低，这样也不好，颈椎容易处于悬空状态，并且下颚会因此向上抬，容易张口呼吸、打鼾。

一般来说，**枕头的高度及软硬度与每个人的胖瘦、肩的宽窄、脖子的长短有关**，以舒适为度，并无一定的统一标准。单人枕头的长度应以超过自己的双肩宽度15厘米为宜。对于习惯仰卧的人来说，其枕头高度应以压缩后与自己的拳头高相等为宜；而习惯侧睡的人，其枕头高度应以压缩后与自己的一侧肩宽高度一致为宜。

另外，备孕女性在选择有保健功能的枕头时要注意，比如决明子性凉，对子宫来说偏寒，可选择绿豆枕头。

正确的睡眠姿势

备孕的人应当关注自己的睡姿，因为不当的睡姿可能会影响怀孕。正确的睡姿可以很好地入睡，中医学认为：正确的睡觉姿势应该是向右侧卧，微屈双腿。这样，心脏处于高位，不受压迫；肝脏处于低位，供血较好，有利新陈代谢；胃内食物借重力作用，朝十二指肠推进，可促进消化吸收。**所以备孕的人要尽量避免俯卧睡姿。**

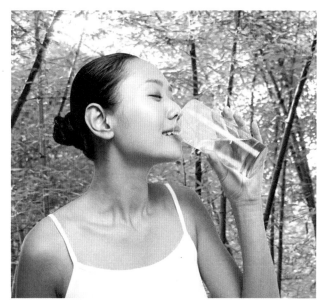

同时，全身处于放松状态，呼吸匀和，心跳减慢，大脑、心、肺、胃肠、肌肉、骨骼得到充分的休息和氧气供给。

当然，对于一个健康人来说，大可不必过分拘泥自己的睡眠姿势，因为一夜之间，人往往不能保持一个固定的姿势睡到天明，绝大多数的人是在不断变换着睡觉的姿势，这样更有利于解除疲劳。

睡前要放松情绪

睡前应避免刺激性的工作和娱乐，也不要从事过分紧张的脑力活动。做些能松弛身心的活动，如洗个热水澡，听听柔和抒情的轻音乐，有利于平缓情绪，调节身心，使呼吸、心跳减缓，达到心平气和的放松状态。对人尽快入睡无疑会大有好处。

如果脑子里乱糟糟的无法入静，你可以试着做呼吸放松。平静地躺在床上，闭上双眼，缓缓地吸气，再缓缓地呼出。解除紧张与疲劳，达到放松状态。

如果带着情绪入睡，必然会睡不安稳，辗转反侧，不利于身体得到休息，也影响备孕的心情和状态。

如果半夜里醒了而无法再次入睡，千万不要躺在那里生闷气。起来，做些家务活儿、喝一杯水，做些家务活儿，做一回填字游戏，看看书，等感觉困倦了再上床。

不能趴在桌子上午睡

许多午休条件有限的职场白领，都习惯饭后趴在桌子上睡一觉。可是，睡姿不当、睡眠时间失度会让午睡质量大打折扣，而伏案午睡有许多弊端，甚至会对身体造成不良的影响，不如不睡。

伏案而睡会导致身体各部位出现不适，例如长时间把头部枕在手臂上，手臂的血液循环受阻，神经传导受影响，极易出现手臂麻木、酸疼等症状。

而且**办公室里空调温度较低，伏案午睡导致身体保暖不当**，也许睡醒后感冒也跟着来了；更重要的是，伏案午睡不仅不能让身体彻底放松，反而因睡姿不适而导致身体以及皮肤处于紧张状态，午睡后反而会更加疲惫。

趴在桌上睡觉，胳膊有时会压住眼睛，醒后就会出现短暂视力模糊。这是因为压迫到了眼球，造成眼压过高。如果长此以往还有可能形成青光眼。

对于备孕的人来说，一定要注意保护眼睛健康，条件可以的话，午休时至少准备一个颈枕，方便背靠椅子休息。

不要戴隐形眼镜

医生们发现，很多人会长时间地佩戴隐形眼镜，这是导致细菌性角膜炎等眼疾的一个重要因素。隐形眼镜毕竟是放置在角膜上的异物，眼睛的每一次眨动，都会使隐形眼镜与眼球表面产生一定的摩擦，同时它覆盖在角膜的表面，使角膜难以从空气中直接吸收氧气。

所以，长时间地或连续佩戴隐形眼镜，都会使角膜处于持续的缺氧状态，引起角膜上皮水肿、糜烂，如果有细菌或病毒存在，就可能导致角膜炎，甚至形成角膜溃疡。

因为隐形眼镜直接与眼角膜接触，所以需要严格的卫生要求，虽然很多人从理论上都知道这一点，却在日常生活中，或者因为匆忙，或者因为怕麻烦，很容易忽视对镜片的清洁工作，从而导致眼睛被细菌感染。

其实，隐形眼镜一般每天佩戴最好不要超过8小时，长时间佩戴会使眼睛更加疲劳，严重缺氧，导致近视加深。晚上一定要摘掉，并清洗。 因此我们不可以掉以轻心，千万不要贪一时之便而伤害到自己的眼睛。

不少人戴了很多年隐形眼镜，直到眼睛出现明显损伤时才到医院检查，但为时已晚，有的甚至因此导致严重的视力损害。

戴隐形眼镜要定期做眼科检查，因为隐形眼镜的验配和复查是一种医疗行为，需要在医生监护下进行。

验配隐形眼镜也远非单单测量近视度数那么简单，而需要详细的眼科检查，明确有无眼病（眼干燥症、结膜炎、角膜炎等），然后确定是否适合配镜。

戴隐形眼镜的过程中，如果出现眼睛发红干涩、疼痛怕光、视力下降等，要及时到医院检查。

游泳时、化妆后不能戴隐形眼镜，经期女性、孕妇最好不要戴隐形眼镜。

孕前用发胶要小心

在准备怀孕的前3个月内，像摩丝、发胶、染发剂这些美发品，都要远离。因为这些产品中的化学成分会阻碍胎儿的骨骼发育，甚至导致胎儿发育的畸形。

更不能烫发，烫发会把胎儿畸形的概率提高，因为烫发同样需要药水，烫发剂中含有的化学物是有致畸的可能，特别是在备孕期间不知道宝宝是否降临，如果刚好怀孕了，那么这些烫发的药水里的毒素有可能从发根透过毛孔进入体内，容易影响到胎儿的发育，严重的会导致胎儿兔唇等畸形。

如果已经烫发的，要间隔一段时间再怀孕。最好间隔3个月再要宝宝，保守的可以间隔6个月以上。

孕前不宜染发

染发剂由两种成分组成，使用时先将它们混匀再涂抹在头发上，这混匀的瞬间发生化学反应，产生高浓度的有害气体—二噁英。

二噁英是被卫生组织公认的一种强烈的致癌物质，它通过呼吸道进入体内，并在肌肉中长期滞留难以分解，干扰人体内分泌，雌性激素和甲状腺激素均受到干扰，长期接触将诱发癌症等等疾病。

很多染发用品都是十分复杂的化学制剂，化学物质会通过发根和头皮渗入人体，影响卵子质量，从而影响正常的怀孕。由于铅可以通过胎盘和血脑屏障，且神经系统对铅敏感，所以产前接触铅过量，可损伤胎儿脑组织，以至于影响儿童期的体格和智力发育。

所以，孕期和准备怀孕的妇女不让染发是有科学道理的。如果有要孩子的计划，最好在半年之内做好准备，这样能达到优生优育的目的。

戒烟要半年才适宜怀孕

对男性而言，吸烟过多会导致精子畸形，同样，长期吸烟者正常精子的数量也有所减少，平均减少10％左右。每天吸烟21～30支者，畸形精子发生率显著增高；吸30支以上者，畸形精子发生率更高。吸烟时间越长，畸形精子越多，而且随着正常精子数目的不断减少，精子活动力也会减弱。停止吸烟半年后，精子才会恢复正常。

虽然目前女性抽烟人数比较男性要少，但是女性朋友抽烟对自己不好，特别是未婚未育的女性。女性在吸烟时将同时吸入一种多环芳香烃毒素，从而引发卵巢功能衰竭导致不孕症。

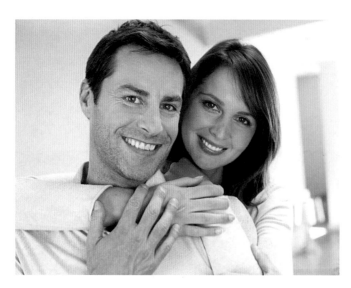

此外，还对卵泡有一定的影响，影响生育，造成不孕，或者是生育的胎儿有问题。

最后，如果想要生宝宝，不管是男性还是女性，都要至少提前半年戒烟。等待精子恢复正常，保证卵巢功能不受影响，能保护生育健康不受损害。

备孕期要戒酒

酒不仅会降低怀孕的概率，还会导致胎儿畸形的可能。这是因为酒的主要成分是乙醇，乙醇可使生殖细胞受到伤害，使受精卵不健全。

酒后受孕，还会造成宝宝宫内发育迟缓，出生以后有中枢神经系统的功能障碍，面部及全身出现多种畸形，例如心脏有缺陷，手、脚、指等多种畸形。出生以后的智力也比普通宝宝低。备孕中的夫妻都要戒酒。

酒精对精子的影响很大。人们发现酒精对精子的形成会产生不利影响，长期饮酒会影响精子质量，造成精子数量减少、活力降低等问题，影响受孕概率。特别是对长期不育的男子，可能造成更大影响。

乙醇在人体中代谢的时间较长，加之受乙醇毒害的卵子也很难迅速恢复健康，所以，常饮酒的女性受孕前不要饮酒，最好受孕前1年就要戒酒。

而对于有些人如果因工作确实一定要饮酒的，则一定要尽量减少饮酒的量。每次喝酒后，都尽量多喝水，加速身体新陈代谢，让酒精更快地排出体外。

小心患上"电视病"

电视综合征又称"电视病"，是由于长时间看电视而引起的一系列不适反应的总称。包括长时间地看电视造成的颈部软组织劳损致酸痛不适；出现头痛，头晕，失眠多梦，心烦意乱；因静电污染面部皮肤斑疹等。

目前，大约有50种疾病与看电视有关。较严重的有斑疹、干眼症、感冒、肠胃病等。

另外，看电视应保持室内空气流通，以便驱散电视荧光屏所产生的有毒气体，避免对人体健康造成危害。

备孕夫妇也要注意不能长期沉迷于电视，预防"电视病"要做到：

每次看电视最好不要超过1小时。此外，还要保证每天的户外活动时间。

不要边看电视边吃饭，注意力都集中在电视节目上，吃饭就容易狼吞虎咽、漫不经心，或使就餐时间拖得很长。

不要在太暗的环境下看电视。晚上看电视时，最好开一盏5~8瓦的日光灯或台灯，以侧射的红色灯光为宜，因为红光不仅能避免眼疲劳，还能保护视力。

不要距离太近。近距离盯着电视不但会损害视力，还会使人体受到电视屏幕的辐射。无论是仰着看，躺着看，还是半躺着看，都不利于颈椎和脊柱的健康。看电视时，最好端坐在椅子上，并适时站起来走动或者变换一下姿势。

孕前不宜经常泡舞厅

舞厅环境复杂，人流众多，违反备孕期调理身心的原则。身在其中会受到多种对身体有害的污染侵袭：

环境与优生的关系很重要。舞厅人群混乱、空气不干净、声光污染，会给备孕夫妻带来很大的影响。

首当其冲的是空气污染和噪声污染。舞厅内经常烟雾弥漫，尼古丁、一氧化碳等有毒有害物质浓度较高，空气混浊不流通，人在跳舞时，由于身体较疲惫，抵抗力下降，很容易被病菌侵害。舞厅中安装的组合音响一般都在80分贝以上，人如果长时间处在这种环境里，内耳的听觉组织会发生退行性改变，造成听力下降，甚至导致耳鸣、耳聋。

另外，还有光污染。舞池内的光线强烈耀眼，色彩忽明忽暗，加之高速旋转，会使人眼花缭乱，目不暇接，会使眼压升高，并伤害眼角膜、眼结膜，造成视力模糊、眼睑痉挛及结膜充血。

孕前可以适当跳舞

备孕期间不适合做激烈的运动，适合做一些有氧运动，比如散步、游泳、瑜伽、慢跑、普拉提、跳舞等。如果你正在备孕，但又担心自己的身体素质不够好，担心产后身材会变形，那么备孕期适当跳舞是个不错的选择。

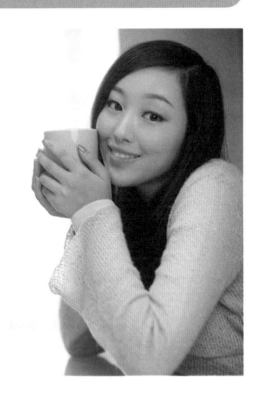

跳舞是一种静中有动、动中有静的健身方式，可以缓解神经肌肉紧张。当烦躁、焦虑的情绪涌向心头时，以轻快的步伐跳15分钟左右，即可缓解紧张，稳定情绪。

并且适当的跳舞可以提高卵子的活力，各类性激素分泌会相应增加，使得卵巢、子宫、乳房等性器官的功能发生变化，为受精卵提供优质的卵细胞。

所以建议大家每天持续跳舞30分钟，会为身体带来莫大的益处。

孕前最好不要打麻将

麻将可算得上是中国的精粹了，没有几个人不会打的，特别是全职太太，打打麻将，生活也充实，但是备孕期却不建议打麻将，原因如下：

打麻将时情绪高度紧张，常常处于大喜大悲、患得患失的不良心境中，激烈的争论和语言粗暴是常有的，甚至有时还会动手动脚。这样过于兴奋的神经会使女性体内的激素分泌异常。

1 打麻将会精神亢奋，睡眠无规律，麻将往往让人身不由己，兴致上来无法停止，饭也顾不得吃，觉也顾不上睡。长期下去，会使体内自主神经功能紊乱，出现失眠、食欲不振、高血压、缺钙等症状。

2 密闭空间空气质量差，备孕需要的是空气清新、宁静温暖的环境，而麻将场往往是烟雾缭绕、酒气扑鼻，即使本人不吸烟，也会被动吸烟，从而吸入大量尼古丁、一氧化碳等有害物质。污浊的环境还会刺激人的呼吸道，降低人们对疾病的抵抗力，易引发呼吸道疾病等。

3 打麻将会使人饮食无保障，不按时吃饭是常有的事。损害胃肠道消化吸收功能；并且饮食营养也很难均衡。坐的时间一久，还容易患上痔疮和腰椎疾病。

4 一副麻将牌往往被很多人用过，上面沾有多种病菌，麻将场所大都空气流通性差，特别是冬、春季，关闭门窗，很多人聚在一起，相距不到一米，是最容易患上传染病的。

孕前如厕要及时

尿液是人体产生的废物之一，它含有多种毒素，这些毒素如长时间存留体内，便会对人体健康造成许多危害。

首先，尿液在体内不断增加，会让膀胱不断膨胀。当膀胱的存储空间达到一定极限时，便会被憋爆，造成严重后果；如果尿液潴留过多，超过膀胱的储量，便会向输尿管回流，时间长了可能会导致尿毒症，膀胱的括约肌也会因此变得松弛。

其次，尿液长时间不能排泄，对盆腔也是个不良刺激，长期反复，会使盆腔器官功能紊乱，造成抵抗力下降。所以，人们一旦有了尿意，一定要及时排出体外。

大便是人体内的废弃物，其中含有大量细菌和毒素，也不能长时间留于体内。憋便是不好的生活习惯，大便不及时排出，水分就会被肠道反复吸收，导致大便干结难排。大便中的毒素在体内积累时间过长，有害物质被肠道吸收，就会出现精神萎靡不振、头晕乏力、食欲减退等症状。

此外，长期如此，肠道中的菌群环境可能会被破坏，从而导致便秘、肛裂、痔疮等一系列肛肠疾病，严重者甚至会引发肠道癌症。

所以一旦有了尿意、便意，要及时上厕所，不要再憋着了。

孕前吃饭要及时

人体活动的能量主要来源于血糖。人体感到饥饿的原因，是因血糖浓度减少产生的正常生理反应。如果这时没有及时吃东西，机体会自动调节，分解肝糖原，使人体血糖浓度恢复到正常。

一旦饿过头，人的肠胃功能是非常脆弱的。因为食物在胃内的停留时间大约为4~5个小时，当人感到饥饿时，胃里其实早已排空，此时胃液就会对胃黏膜进行"自我消化"，容易引起胃炎和消化性溃疡。经常饥不进食，还会引发低血糖，甚至引起昏迷、休克。

不按时吃饭，无法供应足够血糖以供消耗，便会感到倦怠、疲劳、脑力无法集中、精神不振、反应迟钝。只有定时、定量、按顿进食，才能保证大脑得到充分的营养，使人的记忆力、理解力、思维分析等能力处于较为理想的状态，从而保证更高的工作效率。

对于经常不能按点吃饭的备孕期男女来说，可以常备几颗水果糖，它可以迅速提升血糖。如果已经饿过头了，即使大脑已不再传达饥饿的讯号，也要马上吃点东西，比如泡点燕麦片，吃点坚果、面包等。

孕前尽量避免与猫、狗接触

有一种传染病是由弓形虫感染引起的，弓形虫主要寄生在猫和狗身上，当人们在抚摸或拥抱这些动物，或接触被这些动物粪便所污染的器具等物品时，这种病原虫就可以进入人体。

弓形虫可通过胎盘感染胎儿，导致胎儿畸形。预防弓形虫最好的方法是不要养猫，特别是消灭病猫，还要注意饮食卫生，肉类要充分煮熟，避开生肉污染熟食。

未孕女性更不要经常搂抱猫、狗玩；计划怀孕前一定要做弓形虫检测，有感染者在近期不能怀孕，待治愈后再怀孕；在怀孕早期应进行血清学检测，如果抗体为阳性者则需进行彻底治疗，最大限度地减少畸胎出生率。

这些食品包装袋影响精子质量

有报道称，过去几十年全球男性精子数量的减少可能与化学品邻苯二甲酸酯有关。这种物质广泛存在于化妆品、儿童玩具、食品包装中，如果其含量超标，会对人体健康产生很大危害。

邻苯二甲酸酯是一类能起到软化作用的化学品。它被普遍应用于玩具、食品包装材料、医用血袋和胶管、乙烯地板和壁纸、清洁剂、润滑油、个人护理用品（如指甲油、头发喷雾剂、香皂和洗发液）等数百种产品中。邻苯二甲酸酯还会通过塑料容器包装的食品和水进入人体，如食品罐头内涂层、可回收的牛奶和矿泉水瓶等。

研究表明，邻苯二甲酸酯在人体和动物体内发挥着类似雌性激素的作用，可干扰内分泌，使男子精液量和精子数量减少，精子运动能力低下，精子形态异常，严重的会导致睾丸癌，是造成男子生殖问题的"罪魁祸首"。

为了减少邻苯二甲酸酯对人体的危害，平时要注意最好不要用泡沫塑料容器泡方便面。不要用聚氯乙烯（含有邻苯二甲酸酯成分）塑料容器在微波炉中加热食品，正确的做法是把食品移到耐热玻璃器皿或陶瓷器皿中进行加热。

备孕期男性避免桑拿

理论上说，42℃～50℃的热水浴能放松肌肉，恢复并改善身体内脏器官的局部血液循环，尤其是在疲劳状态下，对身体恢复非常有益。但是，

想要生宝宝时，准爸爸就要提前3个月开始不能洗桑拿了。因为过热的温度会影响睾丸的精子质量，导致受精卵质量下降，影响备孕。

因阴囊内睾丸的温度要比体温低2℃左右，超过37℃的温度就会对其造成损害。首先影响的是生精细胞，长期高温会

对生育能力造成不可逆的损害，甚至影响产生雄激素的睾丸间质细胞，继而影响男性性功能。

建议：

不要进行频繁的热水浴或桑拿等，每周一次是个适度的频率，且温度不要超过50℃，每次时间以15~20分钟为宜，每周累计最多不超过30分钟。对于有生育要求的男性朋友来说，最好半年内别泡热水澡。

手机不要放在胸前

当人们使用手机时，手机会向发射基站传送无线电波，而无线电波或多或少地会被人体吸收，这些电波就是手机辐射。一般来说，手机待机时辐射较小，通话时辐射大一些，而在手机号码已经拨出而尚未接通时，辐射最大，辐射量是待机时的3倍左右。这些辐射有可能改变人体组织，对人体健康造成不利影响。

许多女孩子喜欢把手机挂在胸前，但是手机挂在胸前，会对心脏和内分泌系统产生一定影响，电磁辐射还会影响内分泌功能，导致女性月经失调。即使在辐射较小的待机状态下，手机周围的电磁波辐射也会对人体造成伤害。心脏功能不全、心律不齐的人尤其要注意不能把手机挂在胸前。电磁辐射还会影响内分泌功能，导致女性月经失调，进而间接影响备孕。

孕前用空调要及时通风

近几年"空调病"在夏季的发病率逐年增高。临床研究表明，长时间待在低温封闭的环境里，对健康极为不利，易引起呼吸系统、胃肠道及关节等疾病。

空调房内由于门窗密闭，缺少新鲜空气，室内外温差较大，并且室内的氧气不断消耗而得不到补充，空气中的二氧化碳浓度就会升高，空气因此变得污浊，人长时间处在这样的环境里，大脑就会缺氧，患上空调病，主要表现为头晕、发热、盗汗、身体发虚等。

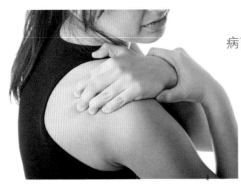

同时，空调过滤器内存在大量微生物，致病菌容易寄宿繁殖，这些都有可能成为致病的原因。

一些人还会出现胃肠道症状。过敏体质的人长期在空调环境下，也极易出现过敏反应。女性还会出现月经失调等症状。

使用空调必须注意通风，每天应定时打开窗户，关闭空调，通风换气，使室内保持一定的新鲜空气，且最好每两周清扫空调机一次。

男性适合冷热水交替浴

冷热交替浴据说能增强男性的性功能，具体做法是先用温水冲洗全身，待身体温热后，用水温较低的水冲洗会阴，阴茎、阴囊收缩后再调高水温，如此反复3~5次即可结束。若能坚持，可以使男性精力充沛、疲劳感减轻。

因为，阴茎的勃起使支持阴茎的韧带和神经都相当疲劳，且勃起时间越长则疲劳越严重。而温水刺激则可使血液循环加快，能尽快地恢复睾丸和阴茎的疲劳。并且，以淋浴与全身泡在澡盆里不同，淋浴能对局部的穴位产生集中加热的刺激效果。

不仅是阴茎根部，大腿根内侧的腹股沟也是重要的刺激部位。因为腹股沟是向睾丸输送血液和神经出入的重要部位，腹股沟的血液循环对男子的性功能至关重要。在淋浴时用温水刺激腹股沟，并用两个手指从上向下抚摩腹股沟，对增强男子的性功能也很有益处。

不过，首次尝试者水温不要过冷过热，要循序渐进，同时注意预防感冒。

备孕期要正确清洗外阴

阴道有一个酸性的环境，而且还有许多有益的细菌，过度清洗外阴的话会影响这些天然的屏障。健康女性（即无生殖道炎症）洁阴，只需用清水清除外阴部皮肤表面积聚的汗液、皮脂、阴道排液、尿和粪渍，不建议使用各类洗液。

洁阴的原则应该是：维护女性生殖道的天然防线，不破坏阴道内的生态平衡，不让外界的病原体进入阴道。一般地说，需注意以下几点。

1 清洗盆在使用前要洗净，毛巾使用后晒干或在通风处晾干。

2 每天晚上轻轻用温水清洗外阴部。必须用肥皂时，选用刺激性较小的婴儿浴皂。

3 例假期间，要用温水清洗外阴，勤换卫生巾，以免血渍成为细菌的培养基。

4 大便后养成用手纸由前向后揩拭干净，并用温水清洗或冲洗肛门的习惯。若不揩净，肛门口留有粪渍，污染了内裤，粪渍内含有的肠道细菌会趁机拐入阴道，引起炎症。

备孕期不要总用护垫

不少女性都有用护垫的习惯，认为比较方便，也不容易脏了短裤。但是，多数护垫底部都有一层塑料，透气性差，很容易造成阴部潮湿、出汗，使病原菌滋生，尤其是在潮热的气候中更加明显，这样不仅给细菌和真菌的生长创造了适宜的条件，也破坏了阴道的酸碱度，降低了局部的保护屏障作用，会造成阴道炎。

加上卫生护垫的摩擦易引起局部皮肤或毛囊的损伤，发生外阴毛囊炎等疾病，所以卫生护垫不宜长期使用。但是，有些人由于工作或者其他原因不能保证每天清洗内裤，可以偶尔使用；还有的人是由于一段时间内，分泌物较多，也可以偶尔使用。

健康女性保持外阴部清洁卫生的正确做法应该是：每日用洁净的温水清洗外阴1次，一人一巾，固定专用；内裤每日换洗，并置于阳光下晾晒消毒；便前便后洗手；备孕女性还应该让丈夫也养成清洗外阴的良好习惯。

备孕期要科学饮水

人们喝水，一般是口渴了才喝，这是不合理的。因为口渴表示人体水分已失去平衡，是人体细胞脱水已到一定程度，中枢神经发出要求补充水分的信号。口渴后才喝水，等于泥土龟裂了才灌溉。

喝水在"保健饮食"中扮演重要角色，根据人体的生理要求来安排每天喝水的数量、时间和方法，这对人体的健康有很大的好处。

经过一个晚上的睡眠，人体流失的水分约有450毫升，早上起来需要及时补充，因此早上起床后空腹喝杯水有益血液循环，也能促进大脑清醒，使这一天的思维清晰敏捷。

餐前空腹喝水　因为，食物的消化是靠消化器官的消化液来完成的。饭前空腹喝水，水在胃内只停留2~3分钟，便迅速进入小肠并被吸收进入血液，一小时左右可补充到全身组织细胞，供应体内对水的需要。

进餐喝汤水，助溶解食物　进餐时喝一定量的汤水，有助于溶解食物，以便胃蠕动时，将食物和胃液搅拌，进行初步的消化，并供应更多的水分，以有利于食物在小肠中的消化和吸收作用。

要多喝开水，不要喝生水　煮开并沸腾3分钟的开水，可以使水中的氯气及一些有害物质被蒸发掉，同时又能保持水中对人体必需的营养物质。喝生水的害处很多，因为自来水中的氯可以和没烧开水中的残留的有机物质相互作用，导致膀胱癌、直肠癌的机会增加。

要喝无菌的含矿物质丰富的优质水　如矿泉水或新鲜开水。不要喝污染过的水，也不要喝反复蒸煮过的开水，反复蒸煮过的开水，虽然无菌，但却将一些有机体所需的多种矿物质煮掉了，长时间煮沸的水含有对人体有害的某些元素及亚硝酸盐，不宜饮用。

CHAPTER

8

改变孕育环境，
远离室内污染

避开装修污染

　　进入新装修的房屋，我们会闻到刺鼻的气味，这就是装修材料中的可挥发气体，如甲醛、苯、酚、氡、氨等，一些大理石中的射线还会直接危害人的健康。

　　甲醛是健康的一大杀手，是被世界卫生组织确认为对人体有毒害、致癌、致畸形的化学物质，在我国有毒化学品控制名单上高居第二位。甲醛可经呼吸道吸收，长期接触低剂量甲醛可以引起慢性呼吸道疾病、女性月经紊乱、妊娠综合征。高浓度的甲醛对神经系统、免疫系统、肝脏等都有毒害。甲醛还有致畸、致癌作用，长期接触甲醛的人，可引起鼻腔、口腔、皮肤和消化道的癌症。

　　苯化合物已经被世界卫生组织确定为强烈致癌物质。长期吸入苯会导致再生障碍性贫血。育龄女性长期吸入苯会导致月经异常。若孕期接触苯，妊娠并发症的发病率会显著增高。苯还可导致胎儿患有先天性缺陷。

　　氡是一种放射性的惰性气体，无色无味。氡气在水泥、砂石、砖块中形成以后，一部分会释放到空气中，吸入后对人的呼吸系统造成辐射损伤，会致癌。WHO认定的19种致癌因素中，氡为其中之一，仅次于吸烟。

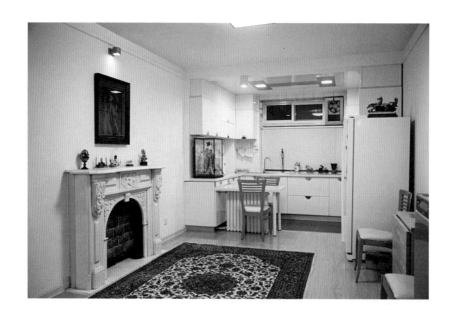

受到这些污染会导致男性精子成活率下降、精子畸形率升高、精子活动力下降；会造成女性月经不调，直接导致生育能力下降，有的怀孕后会发生流产和胎儿停止发育。当精子和卵子受到不同程度的损害时就可能使遗传物质发生变异，造成胎儿畸形。

所以，还在上班的备孕男女，如果办公楼在装修的，其装修的噪声和各种建材的污染气味往往使人头昏脑胀，在这种时候建议请假休息，能回家做的事情带回家做，远离装修污染。

卧室的空气必须清新

卧室应该清新安静，空气新鲜流通，早晨起床后和晚上睡觉前，应开窗通风或用排气扇换气。自然通风需30分钟，机械通风需15分钟。

很多建筑材料、装饰材料和家具含有对人体有毒有害的化学物质，如甲醛、甲醇、酚、苯、铅、镉等，可引起呼吸道刺激症状，并且有可能危及胎宝宝健康，所以要尽量使用环保的建筑装饰材料。

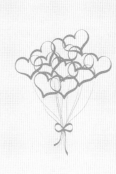

另外，不要在卧室内吸烟。在卧室内吸烟，会严重污染室内空气，威胁人体健康。为此，在增加卧室通风换气的同时，禁止在卧室吸烟。

床上用品要常换常洗

无论是枕头还是被子，时间长了容易滋生霉菌、螨虫，引发过敏、哮喘等呼吸道疾病。这些问题不注意会对人体健康造成不小的隐患。特别是经历一个炎热的夏天后，细菌大量繁殖，正是换床上用品的时候了。

一般的被子使用时间长了，填充物就会失去弹性，发硬结块，不够保暖。一个季节后越变越薄，分布不均匀，保暖吸汗等原有效果会大打折扣。像时下流行的羽绒被、蚕丝被等，使用时间长了，其松软性舒适度等也会有所下降。可以考虑换新的。

舒适的床品造就舒心的睡眠。除了常换新床品外，还要经常清洗床品的枕套和床单，疲劳了一天躺在上面很容易把外面的灰尘和细菌带到床品上。特别是床上用品枕头，天气冷的时候很少有人天天洗头的。因此导致枕头很脏。经常清洗不但可以洗去污垢和细菌，还能保持床品的寿命和舒适度，这一点是很有必要的。

对于秋冬之季来说，床品不是经常洗的。就一定要保持床品四件套的干净和整法，换下的衣物不要随意扔在床上。最好每天洗漱完毕后上床睡觉。有宠物的不要让宠物跑到床上。没有洗头的晚上也可以戴个帽子。

警惕厨房油烟

厨房是粉尘、有毒气体密度最大的地方。液化气燃烧后，一氧化碳的浓度比室外高出许多倍；煤燃烧后，释放出大量二氧化硫、二氧化氮、一氧化碳，而且煤烟中还含有强烈致癌物——苯并芘。除此之外，煎炒食物也产生大量油烟。若厨房通风不良，一氧化碳平均浓度为国家标准的5倍，氢氧化物的平均浓度为14倍，特别是苯并芘远远超过了室外空气中的浓度。

吸入过量的炒菜油烟，可能是引发肺癌的因素。究其原因多半是由于烹调习惯所造成，厨房油烟与烧菜时油的温度有直接的关系，当油烧到150℃时，其中的甘油就会生成油烟的主要成分丙烯醛，它具有强烈的辛辣味，对鼻、眼、咽喉黏膜有较强的刺激，可引起鼻炎、咽喉炎、气管炎等呼吸道疾病。

当油烧到"吐火"时，油温可达350℃，这时除了产生丙烯醛外，还会产生凝聚体，不仅会使人产生"醉油"症状，还能导致慢性中毒，容易诱发呼吸和消化系统癌症。

特别是油炸食品时，满厨房都是油烟，对身体危害很大。反复加热的食油，如多次用来油炸食品的食用油，不仅本身含有致癌物质，它所产生的油烟中含致癌物也更多，危害性更大。

所以备孕期开始就要少进厨房，如果需要去，一定要尽量减少停留时间。最好在厨房中央安置排油烟机或排风扇，让厨房保持良好的通风。

卫生间的清洁

卫生间是家庭十分重要的功能区域，家庭日常的清洁基本都在这里实现。很多的细菌都是从卫生间传播开来，威胁我们的家庭生活健康，所以卫生间的卫生十分重要。

抹布　卫生间不能只有一块抹布，清洁时千万不要一块抹布用到底。卫生间用的抹布，要按清洁部位来区分，最好选择不同颜色的抹布，以便清扫时不会用错，防止拿到一块就用。

消毒　清扫或清洗是利用物理、机械的方式，去除环境及物品表面的尘垢和污渍，并不能消除、杀灭病原微生物。只有使用消毒剂，对卫生间进行定期消毒，才能减少卫生间污染。

垃圾　卫生间里的垃圾可是最大的细菌滋生地，所以，不管卫生间里的垃圾有多少，都要坚持天天倒。

下水道　卫生间的下水道地漏处最脏了，特别是洗完澡之后，水流下去了，很多脏东西却还留在那里，一定要随时清理。先把头发、毛绒等东西清理走，再用清水冲洗几遍，还可以喷点杀虫剂之类的药，不但可以保持下水道畅通，而且还可以去除异味，防止生虫。

通风　卫生间一般都很潮，保持干燥特别重要。一般情况下，开着窗，保持通风。洗完澡后，还要用排气扇排一下湿气，将一些细菌排出去。建议每天都用排气扇排一次湿气，特别是洗衣服、洗澡之后。

离杀虫剂远一点

杀虫剂是环境激素的一种，它因毒性、高残留性在生物圈中循环，破坏生态平衡，损害人的神经系统，诱发多种病变，是人类健康的重大隐患。特别是在密闭的室内，杀虫剂会富集和残留，浓度越来越大，严重损害居住者健康。

对男性来说，睾丸是男子的重要生殖器官，也是人体对周围环境中有害物质最为敏感的器官之一。杀虫剂弥漫在空气中后，其有害物质首先直接作用于睾丸，从而导致受害者激素分泌失衡，造成男子精液质量下降或不育。

据研究，孕妇在前3个月的初孕期如果接触农用杀虫剂，那么在怀孕期间患糖尿病的风险就会增加。那些在怀孕期间前3个月和杀虫剂有过直接接触或者修理过杀虫剂相关装置的妇女，患糖尿病的可能性是其他妇女的两倍以上。

所以，虽然是在备孕期，为了防止不必要麻烦，备孕男女都应该避免接触杀虫剂，以防对自身和将来的胎儿都不利。

室内电器有毒吗

每个家庭都有着各种各样的家电，大家知道每一种电器都是有辐射的，专家证明有一些家电是孕妇可以接触的，因为本身的辐射很小，但是有些家电的辐射比较大，需要穿防辐射服来避免辐射，最好是不要接触。

电脑　　首当其冲的是电脑，除了工作需要外，电脑也是生活中不可缺少的一部分，大家都知道电脑辐射对宝宝发育不好，在怀孕的时候都有意的避开电脑辐射，但是在备孕期间有没有影响现在还无从定论，可是为了安全起见，最好还是避开的好。

电视　　传统的电视显示器是通过电子束撞击荧光粉而显示，电子束在打到荧光粉上的一刹那间会产生电磁辐射，对传统显像管而言，液晶电视和等离子电视的辐射就小很多。沉溺于电视会受到电磁辐射的影响。

微波炉

　　微波炉的辐射在家用电器中高居榜首，但往往被忽视，对人影响比较大。使用时要注意：微波炉不要放在卧室里，开启微波炉时，人不要站在旁边，等停止运行时再过去处理食品，微波炉不用时要拔掉电源。少使用微波炉烹饪食品，因为烹饪食品要长时间近距离接触微波炉，接受的辐射最大。

　　怀孕期间的妇女与婴幼儿由于体内环境正在发生变化或正处于生长发育阶段，较易受到外界环境的影响和侵害，备孕期为了调整身体，也不宜接受这些辐射。因此，掌握一些日常生活中防辐射的知识还是有益无害的。

小心室内噪声和灯光污染

　　正常情况下，声音强度高于80分贝就比较吵闹了，如果超过100分贝就会影响到人的精神状态而引发一系列的负面后果，轻者分散注意力，精神压力增大，重者导致听力受损，甚至引发癫痫。

　　如果室内灯光布置不合理，也会给人造成心理及生理方面的问题，如视力下降、郁闷等。因此营造一个室内"绿色声、光环境"是非常必要的。

　　为营造舒适健康的居住环境，室内防噪非常有必要。

1　　安装双层隔声玻璃窗：隔声玻璃窗能有效地隔离来自室外的各种噪音。

2　　安装钢门隔声，镀锌钢门中层隔有空气，室内和室外的声音均很难传送开去。此外，钢门附有胶边，与门身碰撞时并不会发出噪音。

3　　多用布艺装饰和软性装饰，布艺产品具有很好的吸音作用。

4　　注意防止家用电器的噪声污染。尽量不要把家用电器集中在一个房间，一旦家用电器发生故障，要及时排除，因为有故障的家用电器产生的噪声比正常电器工作时的声音要大得多。

家庭装饰中灯光设计首先要考虑健康，其次才考虑协调和功能。不合理的照明工具，不恰当的照明方式，对健康都会产生很大影响。室内灯光布置应该注意四个方面的问题。

1 要注意色彩的协调，即冷色、暖色视用途而定。

2 要避免眩光，以利于消除眼睛的疲劳、保护视力、保护健康、提高工作和学习效率。

3 要合理分布光源，顶棚光照明亮，使人感到空间增大，明快开朗；顶棚光线暗淡，使人感到空间狭小、压抑。

4 光线照射方向和强弱要合适，避免直射人的眼睛。

通过对室内采用合理的防噪措施和灯光科学合理的布置，从而达到环保、健康、节能和精美舒适的室内声光效果。创造一个安静、温馨、安全的生活空间。

室内温度要控制得当

据生理学家研究，适宜的室内温度有利于人体健康，室内温度过高时，会影响人的体温调节功能。

夏季高温季节，空气中相对湿度较高也会令人不舒服，当室内温度高于30℃，相对湿度大于80%时，环境温度高于体表温度，人体皮肤温度很快升高，此时人的体温调节系统处于高负荷状态，容易引起循环、消化、泌尿、神经系统功能改变进而诱发中暑、皮肤病等热病，同时使心脑血管、糖尿病患者的发病率和死亡率上升。

为了保证人们的身体健康和工作效率，同时又能够最大限度地节约能源，专家们推荐使用"黄金温度"，也就是27℃左右。因为在这一温度下人们感觉最舒适，而且也比较省电，因而被称作"黄金温度"。如果把空调开得很冷，室内温度过低，不仅不利于身体健康，而且又浪费了大量宝贵的电力资源。

冬季室内温度控制在23℃～26℃，且尽量靠近下限，如果室内温度经常保持在26℃以上，人就会神疲力乏、头昏脑胀。同时，由于室内外温差悬殊，人体难以适应，容易患伤风感冒。如果室内温度过低，则会使人体代谢功能下降，脉搏、呼吸减慢，呼吸道黏膜的抵抗力减弱，容易诱发呼吸道疾病。

在注意室内温度调节的同时，还应注意室内湿度。夏天，室内湿度过大时，会抑制人体散热，使人感到十分闷热、烦躁。冬天，室内湿度大时，则会使人觉得阴冷、抑郁，并易患感冒。

最宜人的室内温湿度是：夏天温度为23℃～28℃，湿度为30％～60％；冬天温度为18℃～25℃，湿度为30％～80％。在此范围内感到舒适的人占95％以上。在装有空调的室内，室温为19℃～24℃，湿度为40％～50％时，人感到最舒适。

小心看不到的尘螨污染

尘螨，是一种无法用肉眼看见的螨虫，长约0.02毫米，是居室内最常见的螨类。它以人类汗液、分泌物、脱落的皮屑为营养源，最喜欢温暖潮湿阴暗的环境，与人类生活环境相似。

床垫、毛毯、地毯、枕头、布艺沙发及窗帘、衣柜等，是尘螨藏匿的最佳处所。一个枕头内可找到多达6500只尘螨，而一张床垫内竟可藏着200万只尘螨。

尘螨的繁殖高峰在夏季。经过一个夏天的滋生和繁殖，其数量达到巅峰状态，因此，入秋后新换的床垫、衣服若未经晾晒、清洗就匆忙使用，藏匿在内的尘螨就会兴风作浪。

约90%的哮喘儿童对室内尘螨过敏，约80%的过敏性哮喘、过敏性鼻炎、皮炎病人与尘螨有关。

尘螨引发过敏，主要是因为其分泌物、排泄物和尸体分解物等内含15种以上不同形式的有害蛋白质，直径往往只有10微米左右，可以吸入到人体肺部的深处，成为过敏原，引起人体的变态反应性疾病。

除诱发哮喘外，尘螨还会引起过敏性鼻炎、过敏性结膜炎和过敏性皮肤病。过敏性结膜炎以眼痒、流泪、眼发红、睑结膜充血水肿等为主要表现，过敏性鼻炎以流清涕、打喷嚏为主要表现。

对个人来说，最重要的是搞好预防工作。控制尘螨生长，通过避免接触尘螨的方法来预防尘螨过敏。

① 常开窗透气通风，保持干燥的环境，经常清洁除尘，有条件的地方可应用吸尘器，让螨虫无滋生之地。

② 清洁棉被，勤洗勤晒衣被、床单，可以将附着的尘螨及其代谢产物去除。常在阳光下暴晒，不仅可以杀死尘螨，还能破坏各种过敏原，是消除尘螨过敏的有效手段。晒完后可用便携式吸尘器清理被褥表面的尘土，或用软毛的刷子刷一遍被子表面，去掉浮尘。

③ 使用杀螨剂。所选的杀螨剂，除了对尘螨有高效杀灭作用外，必须对人体无毒。

④ 使用除螨电子产品。电子产品较环保，但使用时要注意安全。

别小看地面的清洁

很多人在家装时都会选择实木地板，它呈现出的天然纹理、色彩图案能给新家增添柔和、高贵的质感。可是，地板的清洁和保养也随之成为我们非常头疼的问题。要使用正确的方法打理，才能保持地板卫生，并延长使用寿命。

吸尘 由于实木地板容易受潮滋生细菌，所以尽量选择有过滤网的吸尘器，在吸除可见垃圾的同时，也能通过过滤网过滤掉一些有害微寄生虫等。

防潮 　实木地板特别怕潮，在进行二次清洁去除地板污渍的时候，要把抹布或拖把尽量拧干擦拭。如果遇到油渍、饮料等地板残渍，也可以用抹布蘸取平时的淘米水，拧干以后再擦拭，很快就能让地板干净亮泽起来了。

上蜡 　为了延长地板漆面寿命，每年定期给地板上蜡也是绝对不能少的步骤。

在上蜡前，先将地板擦拭干净；然后，在地板表面均匀地涂抹一层地板蜡，等到地板蜡稍稍晾干以后，用干抹布擦拭就可以了。

平时要养成好的习惯，一发现地板有污迹，要及时擦干，清洁时候注意边边角角容易藏灰的地方；保持地板干爽，洁净。

陶瓷餐具也宜存污染

陶瓷餐具造型多样、细腻光滑、色彩明丽且便于清洗，人们使用陶瓷餐具的机会最多，但你曾想到它也会给食品造成污染吗？陶瓷容器的主要危害来源于制作过程中在坯体上涂的陶釉、瓷釉、彩釉等，尤其是其瓷釉中的金属物质。

人们一旦用质量不合格的陶瓷餐具盛放水果、蔬菜、牛奶、醋、果汁等含有有机酸的食品时，釉料中的铅等重金属就会溶出并随食品一起进入人的肠、胃、肝、肾等重要的器官和组织，当蓄积量达到一定程度时，就会引发铅中毒。

彩釉中的铅、汞、镭、镉等都是对身体有害的元素。因此，在购买和使用陶瓷餐具时，要注意以下几点。

 　购买陶瓷餐具一定要选择正规的市场，切不可贪便宜购买没有正式生产厂家的劣质产品。

2 购买时要注意看餐具的成色，用手触摸餐具表面，看内壁是否光洁，凡是画面不如釉面光亮、手感不够平滑甚至画面边缘有突起感的瓷器要谨慎购买。

3 不要购买颜色过于鲜艳的陶瓷餐具。通常颜色越鲜艳的餐具，重金属就越容易超标。

4 应购买原料、工艺控制比较严格的釉中彩、釉下彩餐具。

5 如果选购瓷器时实在把握不准，不妨选用纯白色，无彩绘、无印花的瓷器餐具。

6 餐具使用前用沸水煮5分钟或用食醋浸泡2～3分钟，以溶解有毒物质。

室内养花草既养生又防污染

随着生活水平的提高，居室装修是必不可少的，而那些装修材料中或多或少都含有有毒物质。

有些花卉抗毒能力强，能吸收空气中某些有毒气体，如二氧化硫、氮氧化物、甲醛、氯化氢等。有些一些观叶植物，还有吸附放射性物质的功效。有些花卉散发的挥发油，具有显著的杀菌功能，能使室内空气清洁卫生。

花卉不仅吸收阳光中对眼睛有害的紫外线，还有助于消除神经紧张和视力疲劳。良好的绿色环境还能通过各种感觉器官作用于中枢神经系统，调整和改善机体各种功能。因此，在室内养花种草不仅能够绿化、美化居室环境，还可帮助人们抵御室内有害物质的污染。

芦荟、吊兰、虎尾兰、一叶兰、龟背竹是天然的清道夫，可以清除空气中的有害物质。

　　许多适于室内种植的花草具有杀菌功能，如果房间里摆放一些盆栽柑橘、迷迭香、香桃木、吊兰等，空气中的细菌和微生物就会大大减少。

　　感觉憋闷，原因也许不是室内氧气不足，而是负氧离子缺乏，当室内有电视机或电脑开启的时候，负氧离子会迅速减少。有许多可以在室内种植的花草能产生负氧离子——柏木、侧柏和柳杉。

　　如果房间面积较小，不妨种植一些较低矮的植物，如仙人掌之类。目前，西方盛行在阳台上种植云杉和其他低矮的针叶树，它们能让室内充满使人神清气爽的树香。

　　上述介绍的一些花草，都是比较容易养的花草，一般在花草市场都能见到，很适合家庭种养。

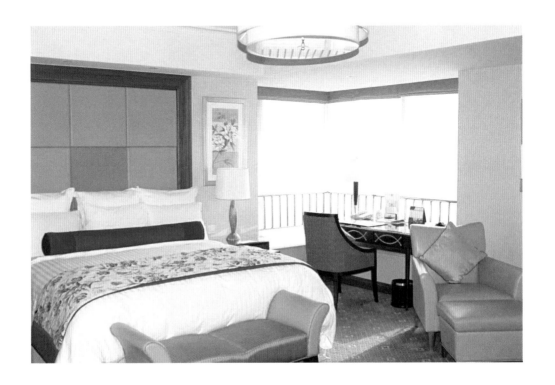

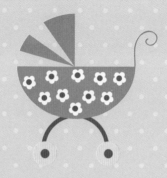

CHAPTER

9

备孕期的健康穿着
能助孕

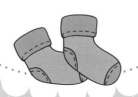

孕妇装要早准备

在孕早期，特别容易产生妊娠反应。绝大部分妊娠都有恶心和呕吐的发生，一般从妊娠6~8周开始，到10~12周达到高峰，一半左右在妊娠14周前缓解，90%在妊娠22周前缓解。80%孕吐的女性呕吐持续整天，而不仅仅是"晨吐"。

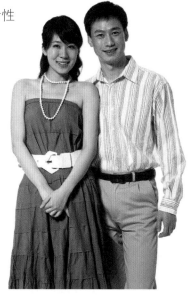

怀孕后，随着宝宝在肚子里一天天长大，准妈妈的体形也在一天天变化。

而自怀孕的第3个月开始，因为腹部的逐渐隆起，而需要开始穿着较宽松的服饰。特别是到了怀孕的第4个月，多数孕妇平常的衣着可能就真的很难再穿得下了。这个时候又因为妊娠反应，身体不适，再去准备孕妇装，则费劲的多。所以提醒备孕女性，在孕前可以适当备一些孕妇装，到时候方便换洗。

孕妇装的挑选法则

在选择孕妇装时，最好以舒适、宽松、洁净为原则。随着怀孕月份的增加，孕妇体形改变，行动变得笨拙，选择一件舒适的孕妇装十分有必要。着装不仅要考虑美观大方，更要考虑舒适安全。

所以，防辐射孕妇装是孕妈的首选孕妇装，如果其周围辐射很强，建议选择防辐射马甲或裙子，如果所处的环境电器不是很多，辐射指数不是很强，我们可以选择肚兜或者吊带来阻挡电磁辐射。

除了防辐射孕妇装以外，挑选普通的衣服也有讲究。第一原则是舒服、轻便，第二原则易穿脱、吸汗性能好，第三原则才是时尚、美丽，千万不要本末倒置。

选择孕妇装要选用易穿脱、易清洗、吸汗性能好的服装和布料，最好是纯棉服装。也可以选择轻薄的麻、真丝、雪纺纱等天然材质，舒适随身，透气性好，与准妈妈的皮肤接触后也不会引起过敏。

从色彩上来说，孕妇装最好选择赏心悦目的柔和性色彩，如米白色、粉红、苹果绿等，着装在简洁中增添些许柔美可人。

另外，在挑选孕妇装的时候，预选设想包括腰部、腹部、胸部、臀部等部位，可能隆起的幅度到底会有多大。服饰上尽量穿得宽松一点，如有必要，可使用安全别针或暗扣来做修饰，让衣服看起来不至于太过宽松。腰带方面，应该选用具弹性的宽腰带，随着腹部逐渐的隆起来做调整。

备孕期不要穿露脐装

由于工作压力大、环境以及生活方式的改变，现在女性不孕症发病率越来越高。不少女孩子只要风度不要温度，即使天气转凉仍舍不得"露脐装"，虽然时髦的露脐装很受现代女性的青睐，但对于备孕妈妈们可不提倡。

肚脐是人体最薄弱的部位，因为穿露脐装时，腰部和腹部裸露在外，极易受到冷风或室内空调的冷气侵入，刺激小腹。不但使皮肤和肌肉受到伤害，还会引起胃肠功能紊乱，使消化系统功能受损。同时，脐部肌肉很娇嫩，很易受损，引起感染，从而引发脐炎。部分女性会因此造成月经失调、痛经等。

备孕的女性要特别注意肚脐的保暖，平时要多注意脐部的卫生，每天可用温水清洗污垢，切记不能大力去搓，以免感染。患有肾病或胃肠疾病的更不宜穿露脐装，以免受寒加重病情，影响怀孕。

孕妇塑身裤的选择

现在也有孕妇专用塑身提臀内衣、孕妇专用衬裤、孕妇专用贴身内衣等，这些也是不错的选择，都是采用纯棉等天然材料制成，质地柔软、吸汗性能强，能充分裹住日益增大的腹部，避免腹部受凉，防止肌肉松弛，帮助产后恢复体形等，当然价格要稍高些。

孕妇专用高弹力连裤袜是怀孕中后期孕妇的不错选择。这种高弹力连裤袜，不会挤压增大的腹部，能够很好地起到支持腹部、保持腰部和腹部的舒适度的作用，还可以减轻下肢浮肿。

备孕期不要穿紧身裤

有些妈妈为了在怀孕期间还能显示腿部线条，喜欢穿些特别紧的裤子，穿紧身裤虽然可以使腿部看起来比较细，可是腿部肌肉得不到放松，对孕妇来说行动是不便的。

紧身的裤子（如牛仔裤）紧紧地束缚腰部及腿部，影响下肢血液循环，也有碍子宫、胎盘的血液循环，而影响胎儿的正常发育。

裤子宜选择腰部有系带的，这样可自由调节松紧，裤带不能束得过紧，以免增大的子宫不能上升而前凸，造成悬垂腹，导致胎位不正、难产。或者穿背带裤或连衣裙，避免对腹部的束缚。

在备孕期的准妈妈们在选择衣物上，最好是棉质、宽松为主。

孕妇鞋很重要

怀孕期间，由于体态生理上的改变，身体笨拙，行走不便，最好不要穿高跟鞋。鞋跟过高，改变了人体重心，增加了腹部、腿部等肌肉群的负担，使人易于疲劳，诱发妊娠不良的反应，不利于母体与胎儿的健康。同时还会影响足部血液循环，加剧下肢浮肿，给行动增加不便。因此孕妇应该穿舒适的孕妇鞋。

建议孕妇穿鞋跟有2厘米左右高的鞋子。平跟的鞋子虽然可以接受，但是随着孕妇体重的增加及重心后移的影响，在产后往往会带来足底筋膜炎等脚跟部位的不适。

不要穿鞋底易滑的，不要穿不跟脚的拖鞋或凉鞋，不要穿有些挤脚的鞋；要选择圆头且较宽，鞋面材质较软的鞋子；鞋型选择上开式，即系鞋带式或魔术贴带式比较好，或者选择有松紧带或可调整宽度类的款式。一定要购买正规厂家生产的好品质鞋子，保证鞋的整体舒适感。

孕妇内衣也得提前选

从怀孕的第二或第三个月起，就该准备换穿尺寸较大的胸罩了。合适的文胸能给乳房提供可靠的支撑和扶托，保证乳房的血液循环通畅；这样对促进乳汁分泌和提高乳房的抗病能力都有好处，还能保护乳头免受擦伤。

因为孕期的乳腺在催乳素、胎盘生乳素、雌激素、孕激素、生长素以及胰岛素的刺激下，乳腺管和乳腺泡不断增生，过紧的胸罩会阻碍乳腺的增大。过紧的胸罩还会压迫乳头的发育，使乳头瘪陷。过紧的胸罩也会影响乳腺的血液供应，阻碍乳房皮下静脉回流。

现在的母婴用品店都有孕妇专用文胸卖，所以很好选择，本着能大不能小的原则选购。如果担心下垂厉害，选有支持和托举乳房功能的定型胸罩。有一种无钢丝和松紧带的高档棉质定型胸罩，是不错的选择。

要戴舒适合体的胸罩。选择接触皮肤的部分是棉质、透气性能好、柔软、品质高的胸罩。胸罩的面料是最重要的，防止化学纤维飞毛脱落堵塞乳腺管。仔细查看胸罩面料的成分标签，三无产品或可疑的产品不要购买。

现在比较流行一种特别为哺乳设计的哺乳文胸，特点是具有活动式扣瓣肩带。哺乳时不用将整个文胸脱下，只需轻轻按下扣瓣，罩杯前端即可翻下，立即可给宝宝哺乳。哺乳文胸不仅适用于哺乳期，在孕后期同样方便好用，因而不妨选购这种有特殊设计又经济实用的文胸。

孕妇代谢旺盛，平时要勤洗内衣，保持干净整洁；晚上睡觉时要脱掉文胸，放松一下乳房；夏季时可以更换更为轻薄透气的薄棉文胸。

备孕期不要穿丁字裤

很多喜欢穿低腰裤的女性总是喜欢搭配丁字裤来展示自己的性感和美丽，丁字裤又称T形裤，就是在会阴等皮肤娇嫩处，只有一条绳子粗的布带。这很容易与皮肤发生摩擦，引起阴部皮肤充血、红肿、破损、溃疡、感染。并且这种内裤的布料通常会选择人造布料，如果外界的空气潮湿，就更容易导致细菌滋生，诱发过敏、霉菌感染等妇科疾病。

另外，过紧的丁字性感裤还会压迫肛门周围血管，使女性患痔疮的机会增加。而这些问题会为准妈妈的受孕制造一些麻烦。因此，建议年轻女性，特别是准备怀孕的准妈妈最好不要长期穿丁字裤。

在选择内裤方面，尽量选择棉质透气的内衣裤，孕妇的腹部是重点保护部位，为了不妨碍血液循环，我们需要选择孕妇专用内裤或上口较高的大内裤，孕妇专用内裤是专为怀孕女性设计的，具有非常好的弹性，伸缩自如，能适应不断变大的腹部，也不容易对敏感的皮肤造成刺激，而且棉质的内衣裤也比较耐穿耐洗。

CHAPTER 10

夫妻生活要科学，
受孕要讲究

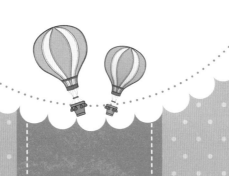

及时进行性交流

交流沟通是夫妻保持良好性关系的基础。能够经常进行沟通的夫妻，他们的性关系一般都比较和谐。夫妻生活毕竟是两个人的事情，及时进行交流，才能配合默契，才能达到肉体和心灵的融和。

交流可以在性生活外，每次交流，最好只谈一个主题，一个一个地解决问题，比如对性生活的感受进行交流时，如果女方从未达到过性高潮，并认为男性前戏时间太短，在女性还没有真正性唤起之时，就进入了性交阶段，而当女性性唤起之时，性交已经结束，女性总感到意犹未尽。

此时女性如果将心里话全部如实讲出来，对男性往往是个严重打击，丈夫会感到很伤心。妻子应该首先提出前戏过程太简单，丈夫应延长前戏的时间，增加爱抚动作和言语表达，使妻子有充分性唤起时再开始。当丈夫有所改进时，要及时表扬鼓励，此后再谈论性交过程本身的问题，这样循序渐进地交流，性生活自然会和谐美满。

交流也可以在性生活过程中，多交流才能找到彼此的敏感点，丈夫把自己最满意的感受告诉妻子，特别是妻子的哪些动作使自己愉悦、妻子触摸到哪个部位是自己最想得到的，都应当告诉妻子。也可以引导妻子的动作、方式和力度，直到自己感觉满意。妻子也应当坦然地与丈夫互相交流，告诉丈夫需要怎么做。当丈夫触摸到敏感的部位时，妻子应及时地告诉他，做丈夫的当然就心领神会，继续努力。

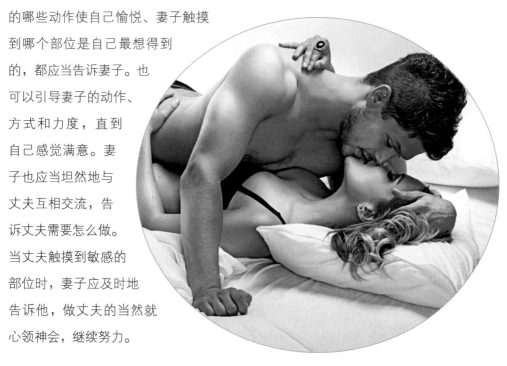

性爱过程中，要多说甜言蜜语或赞美对方的话。女性需要生理的满足，也需要心理的满足，更需要感情上的满足。丈夫应该把赞美、欣赏妻子的话由衷地说出来，不要藏在心里。多赞美妻子，这会使她得到心理上极大的满足。甚至有助于妻子达到性高潮。

在交流过程中，躯体言语的表达和观察也非常重要，也就是说看眼色行事，掌握好分寸。如果对方和颜悦色，或者双方有不间断的亲昵动作，说明可以继续交流，或更深入地谈论问题。如果一方有不悦的神色，应该暂时停止，等下次再找合适的时机交流。

性生活前后洗澡有讲究

夫妻双方每次在性生活前后都应该做好自身的清洁洗漱，事前能洗个温水澡，会增加彼此身体的爽快感，对性生活的完美很有益，但不宜长时间洗热水澡。

从医学角度看，洗澡后随即行房，可能会导致阳痿等不良的性功能问题，影响性生活的质量。

因为人体对血流量有自动的调节功能，洗澡后，温度和摩擦使血液向皮肤流动，并停留一段时间，这时行房，性器官急剧充血，就必须调动分布在全身扩张的血管中的血液去补充。结果很容易导致体内血液循环的失衡，使其他器官的供血量减少，引起头晕、乏力、心悸等身体不适，严重时血糖可能偏低。

如果性器官得不到足够的血量，则很容易引起阳痿，勃起无力等性功能问题，影响性生活的质量。

另外，房事后也不宜马上热水洗澡。因为洗澡会使血液涌入向皮肤和肌肉组织，容易减少其他重要器官的供血，心脏和大脑的供血一旦减少，它们正常的生理功能就会受到影响，一些疾病就会被诱发。房事后大汗会影响睡眠，可用温水稍事淋浴。

虽然洗澡会影响性生活，但也不是不洗就直接同房，因为男女生殖器官隐藏在衣裤之中，少见阳光，细菌较多。常见的阴道炎、龟头炎、淋病等，都和性生活时性器官不洁有关。因此，清洁会阴部的卫生是非常必要的。

可以简单地局部清洗来代替洗澡。应注意，清洗后不要用换下来的内衣擦拭，同时认真用洗手液洗手。

或者在洗澡后，先休息半小时，聊聊天，调节好性生活的气氛，待到皮肤血流量恢复正常时，再行房事比较合适。

性生活前要刷牙漱口

对于性爱来说，前戏中最简单、最实用的技巧就是亲吻。经常不是单纯的男女嘴唇对接，而是对对方的身体进行亲吻。但是，在亲吻的过程中，肯定会有或多或少的口水残留在身体上。

所以，性爱前刷牙漱口十分重要，如果满嘴臭味，还惹得对方身体也是臭味，会使对方恶心反感，不仅使亲吻变成不愉快，还会影响性爱的美感，从而降低性欲。

因此，建议性生活前要刷牙，以便维持清新的口气，在享受性爱快感的同时也卫生健康。

掌握好性生活的频率

仅仅从生理上来讲，无论男女，在产生性兴奋时，只要不是勉强的，又没有什么不舒适的感觉，那么就可以过性生活，不必去考虑上一次隔了多长时间。

值得一提的是，男性更轻易放纵自己，性生活过于频繁。在有些男子看来，性交次数越多越能显示男人的力量和尊严，这是错误的；也许，他们并没有明确地意识到这一点，只是觉得应该全力满足妻子的性要求。

因此，当他们已经从性生活中得到快感之后，还会继续强化自己的性意识，企图在最短的时间内再度勃起，用意志的力量支撑疲惫不堪的身体进行性生活，这无疑对身心健康有很大的危害。

一般来讲，衡量性生活频率是否适当的客观标准是，第二天早上是否精神饱满、身心愉快。

掌握好夫妻生活的间隔时间

研究表明，从精子生成到成熟总共需要90天左右的时间，这中间包括精子从睾丸到附睾的整个过程。

精子在睾丸内生成后进入附睾，差不多有一半会在到达附睾之前就老化、分解而被吸收。平时的精子有70%贮存在附睾内，2%在输精管内，其余在输精管的壶腹部。禁欲时间越久，贮存在体内的精子也就越多，虽然附睾微环境有利于精子的成熟和存活，但精子也不能无限期地存活下去，它们会不断地衰老、丧失活力。保持适当的排精次数，附睾内衰老精子的解体和新精子的成熟之间会形成一个动态平衡，维持一定的储备。长期中止性生活时，精子将首先失去受精能力，然后失去运动力，最后在输精管内解体，致使衰老的精子比例增加，精液质量下降。

如两地分居的夫妇重逢后最初几次排出的精液，老化的精子必然较多，这种老化的精子即使在夫妻同房后使卵子受精，也会因为染色体遗传物质的改变而影响胎儿中枢神经细胞分化、发育，造成智力低下、畸形或导致流产。所以，从增加受孕机会和受孕的质量来看，禁欲太久非但不利，还有可能影响后代的质量。

对于生育力有问题的男子来说，有必要在计划受孕日前禁欲3~5天，届时再采取隔日同房1次的办法，可能比每天1次更能增加女方受孕的机会。

遵守夫妻生活的持续时间

夫妻过性生活时，从双方性兴奋开始到射精结束，正常情况下，持续时间大约5~15分钟。所以，每次性生活的持续时间到底多长才合适，很难定出一个标准。大多数人都认为，每次过性生活持续时间越长，越能获得性满足，这种看法并不科学。

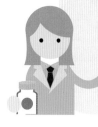

因为过性生活时，不仅男女双方性器官处于高度充血状态，而且从性兴奋期到高潮期，人体的许多组织器官都参与了这一特殊的生理过程：如全身肌肉紧张度明显增强、心跳加快、心肌收缩加强、血压升高、呼吸加深加快、全身皮肤血管扩张、排汗增加等等，此时机体的能量消耗明显增加，代谢增强。但如果过性生活的时间拖得很长，就会使人体的能量消耗过量而令人感到疲惫，使双方出现精神倦怠、全身乏力等不适，甚至影响工作和劳动。

另外，过性生活时，男女双方性器官在高度充血状态下密切接触和活动，如果时间过长，容易引发各种疾病，临床证明，性生活持续时间过长，女性比较容易引起泌尿感染、月经紊乱等，男性容易引发前列腺炎等。

性学家认为，最理想的性爱持续时间在10分钟左右。一两分钟太短，难以满足双方，尤其是女性的性要求。大部分夫妻认为，3~7分钟的性爱尚可；10分钟是理想状态；若超过13分钟，就算长了，也容易筋疲力尽、兴味索然。

夫妻生活要讲卫生

在杂乱不堪的环境里过性生活，会影响男女双方精神状态，干扰性生活的成功；如果性器官不卫生，还会给对方的健康构成威胁，将细菌等病原体带入对方体内，损害对方健康。相反，整洁、赏心悦目的环境及性交前清洗下身，不仅有益于双方的健康，还有助于性生活和谐和美满。

不论是男性还是女性的外生殖器，都有皱褶，很容易滋生细菌。

男性 ♂

男性的包皮与龟头之间，常藏有白色的包皮垢，存有很多细菌，如不及时清洗会造成龟头炎和包皮炎。男子要注意洗净阴茎、阴囊，充分清洗阴茎头。

女性 ♀

女性尿道、阴道、肛门紧邻，病菌容易相互污染。每次房事，男子的精液和女子阴道分泌的黏液，会粘在外生殖器上，阴道口或阴茎上的污物还会被带入阴道内，引起炎症。女性清洗外阴要注意大小阴唇间、阴道前庭部，阴道内不需要清洗。

因此房事前后仔细地清洗男女双方的外生殖器，是防止生殖道炎症、阻断各种传染病的重要措施之一。

备孕时的夫妻生活要顺其自然

生育一个健康的宝宝，科学备孕，要有一颗平常心，避免因过度紧张而适得其反。在当前很多备孕家庭中，把备孕过程看的特别重要。听人说怀孕前要多休息，有些女性干脆辞掉工作，当起"闲"妻；为了避免在公共场所感染病菌，把自己关在家里，大门不出，二门不迈；又怕怀孕时妊娠反应强烈，想吃也吃不下去，就开始"三天一大补，两天一小补"，体重随之直线飙升。

怀孕前的准备完全没有必要像这样如此谨慎。如果由于高度紧张而造成的忧虑、郁闷、神经过敏等不良情绪，反而会影响到精子和卵子的质量。

为了怀孕，天天同房肯定是不太好的。一个人的精血是有限的，是需要保养的。因此，夫妻同房是需要节制的，不少丈夫也需要养精蓄锐。

但是肩上背着要生小孩的重担，心情难免有些变化，情绪的转变也会影响受孕，所以备孕期间，双方要放松心情，也许不经意间，宝宝就降临了。

别破坏夫妻生活的隐秘性

人都不喜欢在嘈杂的环境中做事，其中也包括性生活。性生活是一种隐私性极强的活动，是不容他人窥探和传播的，除夫妻之外不能有他人参与，如果性爱环境不安全，如与其他人共享一套房间，或墙壁不隔音，担心隔墙有耳或怕有人临时来打扰等，均会造成精神紧张，注意力不集中，自然会影响性爱的质量。

有对年轻的夫妇到医院诊治疾病：从前他们正在做爱时，突然听见窗外响了一下，无疑是有人在窥探他们的性生活。他们恼怒中下床检查，才发现窗帘没有挡严，两人不由又羞又恨。结果男的受此刺激，竟突然间阳痿。妻子知道怨不得丈夫，好言相劝。但这样的经历却在男方的心中埋下了阴影，以后每到做爱的时候，总是觉得窗帘没有遮挡严密，总是觉得有人在窥探，这种阴影总是挥之不去，自然性生活难以满意。

夫妻在家中做爱时，一定要关好门窗，并且让座机、手机处于静音状态，在绝对安静、无干扰的情况下过性生活才能让双方专心体验其中的美妙。

夫妻生活时环境要舒适

家是温暖的港湾，也是夫妻亲密的最佳场所，但如果家居环境不适宜，很容易扼杀人们的性爱心情。夫妻在享受性生活的快慰时，应怎样创造适宜的做爱环境呢？

首先，要注意安全、安静和隐蔽，要不受他人的窥探和干扰，窗帘既要挡住外面的光线，也要遮挡严密。

一般人都喜欢在比较暗的光线下过性生活，这是因为光线黑暗可以集中人的感情。但完全黑暗也不好，所以用带颜色的小度数灯来装饰卧室是比较适宜的。有些夫妻可能要在白天过性生活，这就更要注意室内光线的明暗程度，更要注意不被他人窥探。

夫妻生活最重要的场所就是卧室。可能很多人会觉得，在宾馆里夫妻会更容易做爱，这是因为宾馆房间整洁，而且有舒适的床品、柔软的枕头，能轻易调动情欲。所以，一定要把自家的卧室收拾整齐，保持整洁，卧具以舒适柔软为宜，并选择自己喜爱的颜色和款式。

单人床或太小的双人床都会影响性爱。但床过大，两人睡觉时"天各一方"，也不利于紧密结合。床的最佳尺寸是两人都感到舒服，一般2.2米宽比较合适。床上满是枕头也会对夫妻亲热构成障碍，要拿走多余的枕头。

另外，室内空气要流通，这是因为性生活过后，人会很快入睡，新鲜空气有助于睡眠和健康，有助于恢复体力。再就是室内的温度一定要冷热适宜，太冷，人受到冷的刺激会很不舒服；太热，人自然会感到烦躁和憋闷，太冷太热的做爱环境都会影响性生活的质量。

排卵期前应减少夫妻生活

女性在排卵期，往往阴道分泌物突增，性感增强，这是排卵的征兆。卵子离开卵巢后，寿命一般是1～2天。精子在阴道酸性环境中至多能生存8小时，而进入子宫之后，则可生存2～3天。所以每个月经周期内要在排卵前后2天内性交，才有可能受孕。

性交过频也可使精子数量减少或精子发育不全而影响生育。西医学研究表明，从生理功能讲，男性精液并非像有些人所说的是分泌物，射精只不过是损失一点蛋白质而已。其实，精液的产生是一个复杂的生理过程。纵欲无度必然增加睾丸负担，以致精神萎靡不振、困倦、心悸、头昏眼花、腰腿酸软，不仅会使人意志消沉，影响健康，还不利于高质量精子的生成，妨碍优生。

特别是在排卵前，性交频繁，往往导致精液量减少和精子密度降低，精子活动能力和生存率下降，精子冲破重重关卡与卵子相会的能力减弱，优孕的机会当然相应减少。

房事无节制，过频射精，还会损失大量的前列腺素和微量元素锌。

所以，在排卵期前应减少性生活的次数，使男方**养精蓄锐**，以产生足够数量的高质量精子。

节日期间不宜受孕

人们在节日期间除了走亲访友，家人团聚以外，还会对大鱼大肉、火锅、啤酒、牌局等来者不拒，甚至通宵达旦。日常规律的生活习惯被打乱，人体正常作息时间也混乱了，建议备孕夫妻暂停计划，做好避孕措施。

这主要是因为，节日期间生活欠规律，为了提神人们大量吸烟，特别是节日期间各种聚会、牌局更是避免不了烟雾缭绕。吸烟有害健康已经广为人知，男性吸烟可使精子数目减少、活动减弱，另外，香烟中的焦油有抗雌激素作用，可能影响受孕。

节日饮酒也是难免的事，饭桌上觥筹交错，饮酒容易过量。较多的酒精会影响男性精子和女性卵子的质量，使受精卵质量下降，容易形成畸形胎儿，又或者生下来的孩子体力差、智力低下。

春节期间，集中燃放鞭炮或烟花会释放出大量的不良物质，其中二氧化硫含量比较高，而此物质对胎儿发育是很不利的。此外，怀孕前三个月是胎儿发育的关键时期，如果此时期刚好发生在冬季的话，胎儿是缺陷儿的危险性明显增高。

节日还经常走亲访友，而这期间常常会生活起居无规律、饮食失调、营养不均衡、睡眠不足，再加上过度疲劳和旅途颠簸，很可能影响受精卵发育或引起子宫收缩，极易导致流产或先兆流产。

旅游期间不宜受孕

旅游期间，夫妇两人的生活都无规律，满满的日程安排让身体极易疲劳，抵抗力下降，这些都会影响精子和卵子的质量。

再加之旅行地点的气候差别很大，天气也会有各种变化，人很容易受凉感冒，而疲劳、人群混杂、污染广泛等诸多因素，都会诱发各种疾病，其中风疹等病毒感染是胎儿畸形的重要诱因。

另外，有些旅行中的卫生很难保证，如缺乏良好的洗漱、淋浴设备，使女性不易保持会阴部和性器官的清洁，潮热的天气会让泌尿生殖系统感染十分常见，这对怀孕都极为不利。

旅途中的吃住卫生条件也不能保证，容易发生呼吸道或消化道感染，无论是感染还是服用药物，都对胎儿不利。

有些夫妻会在旅游途中意外怀孕，其中有些人便继续妊娠下去。这样因为在旅途中体力过度耗损，加之生活起居没有规律，每日三餐的营养也不均衡，导致流产或先兆流产的概率比较高。

流产、早产后不宜急于受孕

通常经历过一次早产或流产后，至少要等6个月以后才可以怀孕。如果流产后立即受孕，容易造成再次流产而形成习惯性流产，对女性身体有极大的伤害。

流产后不仅人的体力要有一个恢复的过程，子宫和卵巢等生殖器官更需要有一段休整时间。

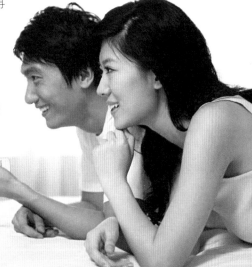

如是做过人工流产手术，女性的子宫内膜因器械在宫腔内吸引、搔刮，会受到一定程度的损伤，要使内膜恢复正常，更需要有一个调整过程。一般流产后至少半年，或半年至一年之间，可尝试受孕，让卵巢、子宫内膜有一个完全恢复的过程。如果是反复流产，应该查清原因后再考虑怀孕。

患过宫外孕的输卵管常常不是完全疏通，如果再次经该侧的输卵管怀孕，极有可能是宫外孕，重复异位妊娠的发生率可达到15%左右。所以在宫外孕治愈后不久就匆匆怀孕，是很危险的。

如果前面出现过葡萄胎，在葡萄胎被清除后，原已隐蔽在静脉丛中的滋养层细胞经过一段时间后（多为1~2年）可重新活跃甚至发生恶性变化，因此，对葡萄胎手术后的患者，为及早发现其是否发展成恶性葡萄胎或绒毛膜癌，至少要定期随访两年，在这段时间内尽可能不要受孕。

不要在身体疲劳时进行夫妻生活

性生活会消耗一定的体力与精力，精神或是身体疲惫时过性生活往往达不到高潮，得不到双方满意的效果。特别是劳累后立即过性生活，会损害健康。

在双方或一方感到劳累时，要适当休息，让精神和体力得到恢复。这期间进行性生活是不适当的，男性在劳累时勉强过性生活，不但性快感减弱，性交后疲劳加重，次日出现头痛、头晕、注意力涣散、工作无干劲、腰酸腿重，易出现早泄、阳痿等疾病；若女方劳累而勉强应付，易出现对性生活的反感，久而久之可能形成性冷淡或性厌恶等等。

在极度疲劳下受孕，对胎儿的健康发育也是不利的。有的妇产科专家认为：结婚即怀孕的女性比婚后休息一段时间再受孕的女性易患"妊娠中毒症"，这可能与新婚夫妻过度疲劳有一定关系。

由于在新婚前后，男女双方为操办婚事、礼节应酬而奔走劳累，再加上粉刷收拾新房等，一般来说是比较疲劳的，体力超负荷消耗，降低了精子和卵子的质量。

所以人疲劳时，性欲容易暂时减退。假若爱人勉强应付，非但激不起快感，还易导致性冷漠，损害夫妻感情，万一怀上了孩子，也不利于优生。

性生活不规律不利受孕

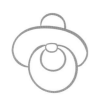

有些夫妇的性生活太勤或太少都会产生不利影响，可能影响精液质量。性生活过少时，会造成性交间隔期过长，这样，排出体外的精子质量不高或"老化"，不利于精子与排出的成熟卵子相遇，受孕机会自然较低。

性交次数过频可致精子数量减少，质量降低，甚至射出的精子是发育尚不成熟的幼稚型精子，所以不能怀孕。只有有规律地进行房事，才能保证精子的数量和质量，才有可能怀孕。

不要在经期进行夫妻生活

女性为了自身健康，应该在经期禁过性生活，女性月经期身体各部分都会发生一些变化。最突出的变化就是：大脑皮层兴奋性降低，全身抵抗力比平时差；生殖器子宫内膜脱落出血，子宫口张开，阴道酸性降低。如碰上月经期，应该严格避免过性生活，否则会出现一些不良后果。

1 女性月经来潮，子宫内膜出血，一部分子宫内膜破裂脱落，有些血管也开放暴露，此时性交，局部受到刺激后会增加月经量，或者还会延长行经的日子，加重月经期的不适症状。

2 此时过性生活很容易引起细菌感染。月经期子宫内膜脱落形成创面，而且子宫口也呈微张状态。再者由于经血的排出，阴道内的酸性环境被冲淡，阴道的自洁能力减弱。此时性交，男性生殖器会把细菌带入，感染子宫内膜导致盆腔炎症，给女方带来痛苦。

有些女性月经净后几天又会出现回潮，遇到这种情况更要加倍注意，避免性交污染。此外，还应注意月经期即使使用避孕套也不能进行性交，因为避孕套只能阻止精子进入阴道，但不能防止把细菌带入阴道。

3 经期过性生活，当女方兴奋达到高峰的时候，子宫要发生收缩，此时已脱落在子宫腔的内膜碎块即可随子宫收缩的压力而进入输卵管，沿输卵管进入腹腔、盆腔，无论落到哪一个地方就地生长，均发生子宫内膜异位症。

该病可以引起输卵管与子宫、盆腔发生粘连，也能引起卵巢表面肥厚以及发生血液贮留，既破坏正常的卵子的发育成长，也影响排卵。

4 经期同房可能导致不孕。因精子在子宫内膜破损处和溢出的血细胞相遇，甚至进入血液，可导致其中的免疫细胞过敏，并刺激机体产生抗精子抗体，这种抗体可存在于女性宫颈黏液及血清中，当精子抗体一旦再接触到精子，则会激发机体免疫排斥反应，从而影响精卵结合导致不孕。

月经期性交除了对女性健康有危害外，同样也会对男性产生一定的影响，女性的月经分泌物进入男性尿道，会使男子发生尿道刺激征。所以，双方不可图一时快感而留下隐患。

性高潮有利于提高受孕率

性高潮只持续几秒钟，但在人类繁衍中却具有重要的价值。男女双方的性高潮有利于提高受孕率和实现优生优育。性高潮不但容易受孕，还能实现优生。

男性在性和谐中射精，由于精液充足，精子活力旺盛，有利于精子及早抵达与卵子会合。对于女方，性高潮则能增加受孕的机会。

1 　子宫颈碱性分泌液的增多，有利于精子的游动和营养供应，还可以中和阴道的酸性环境，对精子有保护作用，因为阴道平常呈酸性，pH值4～5，不利于精子生存活动，性高潮时pH值升高，更适合精子活动。

2 　性高潮时子宫出现正压，性高潮之后急剧下降呈负压，精子易向内游入宫腔。

3 　由于性兴奋，子宫位置升起，使宫颈口与精液距离更近，有利于精子向内游入。

4 　女性性高潮时，子宫颈稍张开的状态可保持30分钟之久，子宫的位置几乎与阴道形成直线，可以说是为精子大开方便之门，使精子游动的时间及路程大大缩短。

5 　女性达到性高潮时，血液中的氨基酸与糖分能渗入生殖道，使进入其中的精子存活期延长，运动能力增强，同时还有利于精子竞争，让强壮而带有优秀遗传基因的精子与卵子结合，从而孕育出智商与健康水平都较高的后代。

6 　另外，女性高潮还会出现额外排卵，这就是"安全期不安全"的原因。因为高潮时激素分泌充足，输卵管的液体增多，已经成熟的卵子得到更多营养，而在卵巢里尚未成熟卵子可以提前成熟并排出。

容易受孕的性爱姿势

性生活体位有男上位、女下位、侧位、坐位、蹲位、后进位、胸膝位、站位等常用的8种，有些性交体位可增加性感受，有些体位可增加生育机会，根据不同的情况与不同的需要，选择合适的体位，对于备孕女性，更要注意体位的选择。

1

后进位性交是女性最易受孕的姿势，所谓后进位性交姿势，女性是趴着，男性从女性的背后将阴茎插入。

这种姿势对于子宫后位，或者精液容易大量流出的不孕症患者来说，往往可以改善受孕环境，提高受孕的概率。

这种体位中，阴茎与阴道呈现近直角，插入不是很浅，如果阴茎很短或者没有完全勃起则不易插入或滑出阴道。在这种情况下，女方须将臀部尽量往后翘，使阴道和阴茎呈现水平位置。为了防止精液流出，可以在腹部枕上柔软的东西，提高精液进入阴道后储存。

2

男性和女性并排侧卧，这是最放松的姿势，而且对肥胖或者背痛者有益，这种姿势也有助于受精。

3

女方仰卧，臀部稍抬高，两腿屈起，性交后继续仰卧20~30分钟，使精液不致立即外溢，如此可增加受孕机会。此种方法适用于子宫后位、阴道过短或阴道后穹隆较浅的不孕患者。

与此相对的是，立位是最不容易受孕的性交体位。因为性生活时女性生殖器官下垂，阴道口开放，性交结束后绝大部分精液随着阴茎的抽出而流出体外，受孕概率是极低的。其次是坐位会减少受孕机会。

还有如女上位，这种体位性高潮以后精液大部分向下外流，这对生育是不利的。有些妇女虽然性生活时采取男上位，但女方子宫后位、阴道过短或阴道后穹窿处很浅，精液藏不住而往往自阴道口流出，这也不利于生育。

另外，不管何种体位，为了避免性交后精液外溢，性交前应养成良好习惯，最好于性交前排解小便。一般性交后不宜立即排尿，以免精液溢出，减少了怀孕的机会。

什么时候是最佳受孕时间

任何一对夫妻都想生个既聪明又健壮的孩子。除日常男女对各自体质锻炼和健康的维护外，科学研究表明，选好受孕时间也是十分重要的因素。一个好的受孕时间是指：

 夫妻双方的心理状态良好，特别是精神舒畅，无任何忧愁干扰时。

 双方身体无任何疾病时，长期口服避孕药的妇女应停用2个月后再受孕。

 受孕前3个月，男女双方最好忌烟酒，营养状态良好。

 按人体生理节律钟推算出智力、体力和情绪都在最佳状态时，此办法应以女方为主，想男女都处于最佳状态是不易的。

 选择受孕季节，一年之中以七、八月份怀孕，四、五月份生产为好。

 受孕前一个月内，同房次数不宜过频，最好按女方排卵期，一次成功。

7 双方都有强烈的性需求时。

8 同房时间宜选择在早晨起床前，而不要在晚上入睡前，因为晚上都比较疲劳，而早晨经过休息，精力充沛，且早晨女性易测排卵期，男性激素水平高。

9 要赶上风和日丽的好天气。

10 受孕期间不看恐怖影视，多在优美的自然环境中走走。

怀孕不要错过最佳生育年龄。年龄在30～35岁的男人所生育的后代是最优秀的。男性精子素质在30岁时达高峰，然后能持续5年的高质量。女性在23～28岁之间是生育的最佳年龄段。这一时期女性全身发育完全成熟，卵子质量高，若怀孕生育，女性并发症少，分娩危险小，胎儿生长发育好，早产、畸形儿和痴呆儿的发生率最低。

人体生物钟与受孕

每种生物，包括人类在内，其行为和生理功能都具有一定的节律性，即时间属性。由于其类似"钟"的特点，因此称之为"生物钟"。掌握和利用"生物钟"，对于人类的活动有很重要的作用。因此也有很多人设想将"生物钟"运用于人类生殖活动中，使夫妇双方在体力、情绪和智力的最佳时期受孕，实现优生的目的。

根据生物钟理论推测，在人体生理节律的低潮期，出现异常生殖细胞的可能性将大大增加，遗传上不健全的生殖细胞参与受精活动的机会也相应增加，因而产生劣质胚胎的机会也就随之增加。

反之，当人体生理节律处于高潮期时，人体将处于最佳状态，由优质生殖细胞参与受精后形成优质胚胎的机会就大大增加。

一般来讲，体力生理节律周期为23天，情绪生理节律周期为28天，智力生理节律周期为33天。每一种生理节律都有高潮期、临界日及低潮期，临界日是指每个周期最

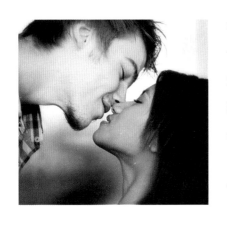

中间的那一天，也就是低潮与高潮临界时间。三个生理周期的临界日分别为11.5天、14天及16.5天，临界日的前半期为高潮期，后半期为低潮期。如果夫妻能在3个节律的高潮期时间里受孕，孕育出的孩子往往身体健康，智力较好。

那么应该怎样把握人体生物钟规律，选择最佳受孕时机呢？这里介绍一种简单的方法供参考。

首先算出出生日到孕期的总天数。然后用总天数分别除以23、28、33所得到的余数A、B、C，就是两个周期的天数。当A大于0小于11时，为体力节奏的高潮期，当A大于12时为低潮期；当B大于0小于14时为情绪节奏的高潮期，B大于14则为低潮期；当C大于0小于16时为智力节奏的高潮期，C大于17为低潮期。

当掌握了自身体内的生物节奏后，应尽可能选择夫妻双方体力节奏、情绪节奏以及智力节奏都处于高潮期或大部分处于高潮期时受孕为宜。

排卵时间与受孕概率

排卵期是受孕概率最大的时候，也可以说是受孕的唯一机会，因为女性在一个月之中只有一次排卵的机会。所以此时只要双方是健康的，能够让精子和卵子正常相遇、结合，并且能够通过输卵管运送到子宫内进行安置，就可以正常受孕。这样说来，似乎受孕是一个很简单的、很容易的过程，但是在排卵期进行同房受孕概率并不是百分之百的，有时候还会受到很多其他因素的影响。

女性的排卵日期一般在下次月经来潮前的14天左右。卵子自卵巢排出后在输卵管内能生存1～2天，以等待受精；男子的精子在女子的生殖道内可维持2～3天受精能力，故在卵子排出的前后几天里性交容易受孕。

为了保险起见，我们将排卵日的前5天和后4天，连同排卵日在内共10天称为排卵期。因为在排卵期内性交容易受孕，所以排卵期又称为易受孕期或危险期。

最佳受孕季节

从优生、优育的角度来看，选择合适的出生季节，顺春、夏、秋、冬四季而孕育，达到"季节优生"的目的。以保证最大限度地发挥利于胎儿生长发育的有利因素，是十分可能的。

夏末秋初怀孕，约7月下旬到9月上旬近两个月的时间。在妊娠初期40~60天发生妊娠反应时，正好处在9月或10月，这时孕妇大多胃口差，爱挑食，但此时蔬菜、瓜果品种繁多，可以调节增进食欲，保障胎儿的营养需求。

且8、9月份之间正值夏去秋来，孕妇夜间睡眠受暑热的影响小，孕妇的休息、营养和各种维生素的摄入都比较充分，均有利于胎儿大脑的发育和出生后的智力发展。

两三个月后正值晚秋，气候凉爽，孕妇食欲渐增，对胎儿的生长发育十分有利。此时日照充足，孕妇经常晒晒太阳，体内能产生大量维生素D，促进钙、磷吸收，有助于胎儿的骨骼生长。

相应的预产期为次年5月前后。分娩之时正是春末夏初，气温适宜，母亲哺乳、婴儿沐浴均不易着凉，蔬菜、鱼、蛋等副食品供应也十分丰富，产妇食欲好，乳汁营养也丰富，应是"坐月子"的最佳季节。

不适合怀孕的季节是早春，是传染病的高发季节。春季天气多变，容易受凉，故使孕妇感染病毒的机会增多。人在春季会都容易烦躁，容易生气，心情不易平静。如果在这个时候受孕，孕妇的情绪的变化很容易影响腹中正形成的胎儿，

盛夏燥热的天气不利于人们的规律生活。夏天来了，很多人越发喜欢熬夜，一方面是燥热，一方面是夜短昼长。而睡眠不足会影响精子及卵子的活力。

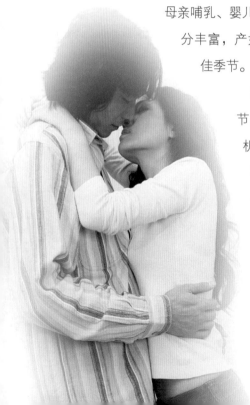

冬季，空气中二氧化硫的浓度高于其他季节，特别是工业城市。胎儿在孕早期尤其敏感，如果房屋内苯、二氧化硫含量比较高，对胎儿是比较不利的。

怀孕的季节理想与否并不是绝对的。即使不在夏秋季怀孕，但只要注意改善不利条件和注意弥补不足，也可以生出一个健康可爱的宝宝。

别选择在恶劣的天气里受孕

恶劣的天气主要是指夏季雷雨天。尽量要避开这种天气，因为会影响受孕的良好心境，对夫妻俩产生负面的心理暗示作用；而且，雷电会产生极强的射线，可能使生殖细胞的染色体发生畸变。因此，应该避免在恶劣的天气里受孕。

湿滑的阴道最有利受孕

女性在足够的前戏引导下，分泌黏液，润滑阴道，并且更容易达到高潮。女性处于性高潮时，体内激素分泌旺盛，卵子生命力强，宫颈由于性的兴奋而分泌更多的碱性分泌液，这些碱性液体可中和阴道的酸性分泌物以降低对精子的杀伤力，不仅有利于精子的游动和营养供应，也使精子在通过子宫颈时能够得到碱性液的"保驾护航"，又使精子到达子宫腔后获得能量以提高其运行及穿入卵子的能力。

由于男性的高潮来得比女性快，所以需要留点前戏的时间，为女性制造性爱的亲密感觉，这不仅能享受到高质量的性爱，更利于受孕，实现优生。

夫妻生活后不要马上起身

性生活后，采取正常平躺姿势时，会有液体从身体中流出。这时我们可以想办法利用地球重力来阻止精液流出，如果体力允许，做爱后可把女性的双腿朝空中举起，如果体力不支，也可以把双腿举起靠在墙上。无法高举双腿的时候，最佳姿势是侧卧，膝盖尽量向胃部弯曲。

或者在臀部下方塞一个枕头，使下半身垫高。这样同样可以利用地球重力，延长精液在阴道的存留，从而让精子有更多的机会更快地到达子宫。

不易受孕的宫颈黏液

快要来月经时，宫颈黏液会变得发黏。感觉像糨糊，精子很难从中穿过。这是最不容易怀孕的宫颈黏液。

此时的宫颈黏液可能是乳白色或奶黄色，比较黏稠，用手指揉搓，会觉得像是乳液一般，直到下次月经来潮。下个月经周期宫颈黏液又出现上述这种变化。

容易受孕的宫颈黏液

在接近排卵期的时候，宫颈黏液会变得越来越湿润，此时的宫颈黏液很清澈，能从手指滴落或滑落。这时外阴部有湿润感。

这种宫颈黏液能让精子快速游进宫颈。这种黏液出现在月经周期中的第9～10天以后，随着卵巢中卵泡发育，雌激素水平升高，当宫颈黏液变成水状时，女性可能会觉得自己好像漏尿了。

极易受孕的宫颈黏液

排卵前几天，雌激素进一步增加，女性可能会注意到自己的宫颈黏液量增加了，宫颈黏液含水量更多，用拇指和食指可把黏液拉成很长的丝状（可达10厘米以上），这时外阴部感觉有明显的湿润感。

这种宫颈黏液无论看起来还是摸起来都像是生鸡蛋的蛋白，黏稠度最小，滑润而富有弹性，能够让精子轻松通过并进入宫颈口。

一般认为分泌物清澈透明呈蛋清状，拉丝度最长的一天很可能是排卵日，在这一天及其前后各3天为排卵期，极易受孕。

宫颈黏液观察法

宫颈黏液由子宫颈管里的特殊细胞所产生，随着排卵和月经周期的变化，其分泌量和性质也跟着发生变化。在1个月经周期中，先后出现不易受孕型、易受孕型和极易受孕型3种宫颈黏液。

阴道内宫颈黏液的变化受多种因素影响，如阴道内严重感染、冲洗阴道、性兴奋时的阴道分泌物及性交后黏液、使用阴道内杀精子药物等。

> 一旦发现外阴部有湿润感及黏稠的黏液有变稀的趋势，黏液能拉丝达数厘米时，就应认为处于受孕期（排卵期）。直到稀薄、透明，能拉丝的黏液高峰日过后第4天，才算进入排卵后安全期。

经过3个以上月经周期的观察，就可以掌握自身的宫颈黏液分泌规律和排卵期。

宫颈黏液法适用于月经正常的女性备孕，也适用于月经不正常的女性、更年期女性和哺乳期女性备孕。如果结合基础体温等方法，备孕概率会更高。

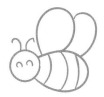

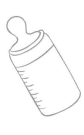

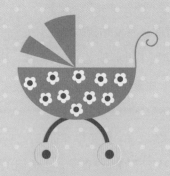

CHAPTER

11

运动健体，为怀孕
做准备

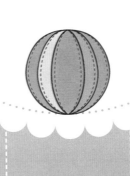

过胖女性孕前要运动减肥

国际上常用的女性体重计算公式是：标准体重=（身高cm-100）×0.9（kg）-2.5（kg）。按照这个标准，大于标准体重20%的都属于肥胖。

孕前肥胖的妇女很容易导致妊娠上和医疗上的并发症，比如妊娠性糖尿病、高血压、子痫前症、静脉血管栓塞症、静脉炎、贫血、肾炎，妊娠周数超过四十二周、分娩时宫缩无力发生难产等。

剖腹生产过程中，肥胖的妇女常见的并发症有较大量的出血、开刀的时间延长和增加术后感染的概率，尤其对非常肥胖的人而言，止痛性的麻醉药物对其呼吸抑制是非常的敏感。

另外，孕前肥胖的妇女比正常体重者更容易发生胎儿出生缺陷，也会提高胎儿发生巨婴症、出生后低血糖的风险，围产期胎儿死亡率均显著增高。

据资料显示孕前体重超重的女性，容易发生新陈代谢异常，导致胚胎的神经系统发育出现畸变，神经管畸形儿的概率是体重正常者的2倍；孕前肥胖的妇女胎儿脊柱裂的危险是体重正常组的3倍多。其他与母亲怀孕前肥胖有关的新生儿先天缺陷还包括心脏、肛门、四肢、隔膜和肚脐等。

所以，怀孕是对肥胖女性的一项大挑战，因肥胖者本来就不易怀孕，心理压力大，加之心脏、血管、肾脏、呼吸道的负担比一般女性重，一旦怀孕，症状会相应加重。数据显示女性肥胖者患糖尿病的机会是体型正常女性的4倍。而70%的糖尿病患者都是肥胖的。而且患有糖尿病的女性，产下畸形儿的比例也高。一般肥胖产妇的胎儿都有过重现象，应慎防难产。

孕前肥胖者大多缺乏良好的生活习惯，如适量的运动、健康的低糖、低盐、低油、高纤维膳食等。建议肥胖者最好在怀孕前进行减肥，从饮食及运动方面控制体重。

首先，合理安排每日膳食，形成健康、科学的饮食习惯。

其次，要加强运动和锻炼。运动锻炼以中、低等强度运动为宜，因为机体氧耗增加，运动后数小时氧耗量仍比安静时大，而且比剧烈运动容易坚持，如快步走、慢跑、打羽毛球、打乒乓球、跳舞、游泳等。

男性在孕前也要做运动

男人的身体素质并不能影响生男生女，但确实影响男人的精子质量，也从而影响受孕的成功率，影响优生。

调查数据显示，80%的不育男性都有长期缺乏锻炼的特点，而经常运动的男性，生殖系统的健康程度普遍较高。运动不仅能够增强体质，提高身体免疫力，保护生殖系统不受病毒的入侵感染，还可促进新陈代谢，使精子代谢处于活跃的状态，有利于健康精子的生成。

对男性来说，要培养有活力、有质量的精子，运动是十分重要的。运动不仅可以保持健康的体魄，还是有效的减压方式，更是怀上健康宝宝的先决条件。

较之女性，男性的力量感和速度感更强，适合的运动也更多。如**跑步**、**篮球**、**壁球**、**游泳**、**俯卧撑**、**哑铃**、**单双杠**运动等，也可以做一些锻炼耐心和柔韧度的运动，如**体操**、**太极拳**。

这些运动对锻炼男性肌肉、臂力、腰、背都有好处，也能提高男性"性趣"，同时有助产生健康、有活力的精子群，为"好孕"创造了重要条件。

不过，锻炼强度要适中，剧烈的跑步运动或长距离的骑车不适合备孕的男性，它会使睾丸的温度升高，破坏精子成长所需的凉爽环境，降低精子活力。

长时间骑车还会使脆弱的睾丸外囊血管处于危险之中，因此，建议骑车时要穿有护垫的短裤，并选择减震功能良好的自行车。

男性备孕最好保持一周3天的运动量，每天的运动时间30分钟~1个小时为宜，以不引起疲劳为准。锻炼时应穿宽松的衣服，有利于散热。

运动有益于心脏和血管

随着生活节奏的加快，现代人的运动量越来越少，特别是那些长期坐"办公室"的职业。数据表明，约1/3的缺血性心脏病与缺乏运动有关。

而运动确实有益于心脏，能使心脏病发病危险明显下降，这主要取决于运动的频率而不是时间。每天坚持运动锻炼的人，体内会分泌一种被称为"血管清洁剂"的物质，它能清除血管壁上的附着物，使血管保持弹性，血流通畅无阻，同时还能降低血压，确保心脏和人体健康，让其充满青春活力。

积极参加适量的体育运动。维持经常性适当的运动，有利于增强心脏功能，促进身体正常的代谢，尤其对促进脂肪代谢，防止动脉粥样硬化的发生有重要作用。对心脏病患者来说，应根据心脏功能及体力情况，从事适量的体力活动有助于增进血液循环，增强抵抗力，提高全身各脏器功能，防止血栓形成。但也需避免过于剧烈的活动，活动量应逐步增加，以不引起不适症状为原则。

任何人群，都要注意运动时出现的不良反应。即使是正常健康人，如需参加剧烈运动，也有必要完善一些心脏方面的检查，如心脏超声、心电图运动试验等。而心脏病患者，需要根据医生建议，制定一套循序渐进的运动计划。

在运动时，如心率突然变快或变慢；运动中或运动后出现胸痛、胸闷气短等疑似心绞痛症状；突发眩晕、头痛、单侧肢体活动障碍等，都要立即就诊，以避免错过治疗的最佳时机。

运动有益于呼吸

氧气不能在体内贮存，人们必须一刻不停地吸进新鲜空气。所以，呼吸对健康影响很大。然而，大多数人只利用了自己肺活量的1/3。肺活量的降低使人到老年后患有多种影响肺部健康的疾病，如气管炎、哮喘、肺炎以及与肺部功能退化有关的肺栓塞、肺部纤维化、肺部肿瘤等。更为关键的是这些肺部疾患一旦与其他的疾病合并，死亡率非常高。

我们在进行运动时，消耗的能量增多；呼吸作用消耗氧气，氧化分解有机物，释放能量，因此体育锻炼需要大量的氧气，而人体血红蛋白中运输的氧气不能够提供足够多的氧气，所以人要加深、加快呼吸而为有机物的分解提供氧气。

因此运动时，呼吸深度和呼吸频率都会加强，从而使呼吸肌得到锻炼，呼吸肌更发达，呼吸肌的收缩舒张力量加强；导致胸廓活动范围变大，参与呼吸的肺泡数目增多，但是不会增加肺泡的数目。

锻炼的机制是	增加呼吸肌的力量，提高肺的弹性，使呼吸的深度加大、加深，提高和改善肺呼吸的效率和功能，从而达到提高肺活量检测数值的目的。

所以要积极地进行运动，锻炼呼吸功能，进而使肺部得到锻炼，使肺活量增加，充分利用肺活量，向血液提供更多的氧气，使精力更加充沛。

运动有益于消化

人吃五谷杂粮，难免会遭遇肠胃不适。从运动生理学的角度来看，合理的锻炼对改善消化功能效果良好。对较轻微的消化不良，可采用饭后散步、轻揉腹部按摩等方式加速消化，消除消化不良的现象。

如果有反酸、嗳气等症状，可以做俯身运动，就是双脚合拢，站立在地面上，上半身尽量向前弯曲，双手向下伸放在小腿上或抱住小腿，保持10~15秒。重复几次，就可得到缓解。

还有大家熟悉的仰卧起坐，不仅能锻炼小腹肌肉，还有助于提升消化功能，预防和缓解腹部胀气、胃部胀满、便秘等胃肠道动力不足的问题。

注意，锻炼时要保证体内有充足的水分。

运动有益于孕前心理调节

准备怀孕的女性不仅要调节身体功能，还要在心理上进行调节。为了能尽量保证孕期自身身体健康和胎儿的健康，适当参加体育锻炼和户外活动，能调节心情，放松身心。因此无论是孕前、孕后，女性都要有做些有助于身心调节的运动。

比较简单又容易做到的就是**散步**了，散步不仅可以增强心肺功能，加速血液循环，还能增加肠胃蠕动，提高消化能力。对于正在准备怀孕的繁忙女性来说，可以通过多走路来增强身体功能，缓解焦虑情绪。

另外，这些年比较流行的**瑜伽**也是不错的选择，进行瑜伽的练习可以消除浮躁紧张的情绪，同时刺激控制激素分泌的腺体，加速血液循环，所以也是适合备孕期锻炼的。

瑜伽：瑜伽的重点在身心的平衡，练习瑜伽可以增强肌肉的张力，增强身体的平衡感，提高整个肌肉组织的柔韧度和灵活度。

孕前运动可根据自身实际情况，选择适宜的户外活动，这样有利于血液循环和精神内分泌的调节，还可放松紧张与焦虑的心态。

备孕期要选有氧运动

有氧运动是指人体在氧气充分供应的情况下进行的体育锻炼。即在运动过程中，人体吸入的氧气与需求相等，达到生理上的平衡状态。

在运动时，由于肌肉收缩而需要大量养分和氧气，心脏的收缩次数增加，而且每次压送出的血液量也较平常为多，同时，氧气的需求量亦增加，呼吸次数比正常为多，肺部的收张程度也较大。所以当运动持续，肌肉长时间收缩，心肺就必须努力地供应氧气分给肌肉，并运走肌肉中的废物。而这持续性的需求，可提高心肺的耐力。当心肺耐力增加了，身体就可从事更长时间或更高强度的运动，而且较不易疲劳。

低强度、长时间的运动，基本上都是有氧运动，比如，走步、慢跑、长距离慢速游泳、骑自行车、跳舞等。有氧运动能够有效地锻炼心、肺等器官，能改善心血管和肺的功能。人在利用氧气的过程中，有一个相当大的时间差，这个时间差就决定了剧烈的、短时间的运动成了无氧运动。而当你运动的时间足够长时，氧气已经溶入到细胞中，身体内的葡萄糖得到了充分的"燃烧"，从而转化为新的能量，这样的运动就是有氧运动。

适当的运动不仅可以让你保持健康的体魄，还能让你精神焕发，保持良好的心理状态。而孕前加强体育锻炼，还可增强精子和卵子的活力，促使健康孕育。

男性过度锻炼损害生育能力

加强锻炼能助性，这是不争的事实。体育锻炼对勃起功能障碍改善有好处，因为运动能有效地预防焦虑、抑郁和精神紧张的发生，而且运动能改善微循环，降低血液中胆固醇的水平，对于增加血液供应很有好处。

但是，过量锻炼容易导致性欲降低，甚至可发生暂时性阳痿。据国外报道，一些常年进行马拉松跑的人会出现阴茎萎缩。

另外，在剧烈运动时，由于能量消耗巨大，就算呼吸加深加快也无法满足机体对氧的需求时，葡萄糖会在缺氧的状态下发生无氧酵解，同时产生大量乳酸等酸性代谢产物。

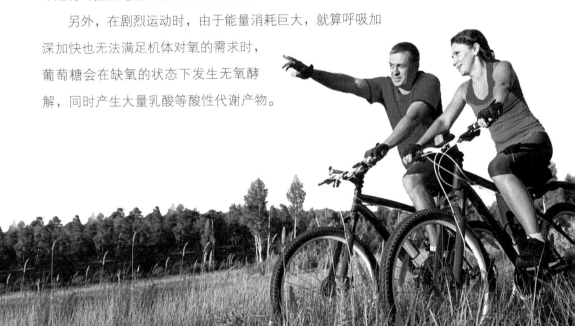

这些代谢产物一旦随血液循环进入睾丸后，会导致一系列的反应，从而对精子产生不良影响，使生精细胞凋亡增加，降低精子密度，精子质量受到影响后，会使受孕的概率降低，严重者可表现为不育。

对于大多数人来说，保证适当的运动、健身，提高身体的素质，对孕育健康的孩子是有帮助的。但凡事必须适度，建议计划怀孕的夫妻可以参与散步、慢跑之类的有氧运动，但不宜进行剧烈运动，如球类竞技、快速短跑、长跑等，运动量也不能过大。而已经出现精子质量下降的患者，除了要停止剧烈活动外，可以适当使用一些口服药物。

因此，喜欢上健身房练习器械的男性，要适当调整训练量和训练强度，同时训练后应加强天然蛋白质的补充，保证充足的休息和睡眠时间，加强维生素、微量元素及矿物质的补充，可多吃一些新鲜蔬菜和水果。

运动后切忌的4件事

运动前的准备活动不能少，防止运动损伤；运动后也必须注意，切忌做这四件事。

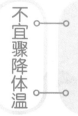

不宜骤降体温

运动时机体表面血管扩张，体温升高，毛孔舒张，排汗增多，倘若运动后立即走进冷气空调房间或在风口纳凉小憩，或图凉快用冷水冲头，均会使皮肤紧缩闭汗而引起体温调节等生理功能失调、免疫功能下降而招致感冒、腹泻、哮喘、风寒痹痛的发生。

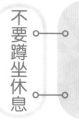

不要蹲坐休息

健身运动后若立即蹲坐下来休息，会阻碍下肢血液回流，影响血液循环，加深机体疲劳。严重时会产生重力性休克。

因此，每次运动结束后应调整呼吸节奏，进行一些低热量的活动，例如慢步走、做几节放松体操等。

不要饮酒解乏　剧烈运动后人的身体功能会处于亢奋状态，此时喝酒会使身体更快地吸收酒精成分而进入血液，对肝、胃等器官的危害就会比平时更甚。长期如此可引发脂肪肝、肝硬化、胃炎、胃溃疡等疾病。运动后即便是喝啤酒也不好，它会使血液中的尿酸增加，使关节受到很大的刺激，引发关节炎症。

不要吸烟　运动后吸烟，吸入肺内的空气混入大量的烟雾，一方面除减少含氧量，难以消除机体疲劳；另一方面当人体吸入这样带雾空气，将影响人体肺泡内的气体交换，导致人体在运动后因供氧不足而出现胸闷、气喘、呼吸困难、头晕乏力等。

吃得太饱不要运动

饭后跑步或者运动是不可取的。因为吃饭后消化器官需要大量的血液供应，为了保证胃肠道的正常工作，大量血液流入消化器官。此时若进行剧烈运动，大量血液就会从胃肠道流进骨骼肌，使消化功能减弱，引起腹痛。腹痛在运动停下来以后，很快就会缓解。但是如果长期如此，易引发消化不良，重则易致慢性消化道疾病。对备孕来说，更是要注意把握餐后运动的时机。

一般来说，不经常运动的人和体弱的人，最好在饭后0.5~1小时运动较为适宜。正式的锻炼和剧烈的竞赛，最好在饭后1.5小时再进行。饭后不宜剧烈运动并不排除在饭后进行轻松的运动，每个人可以根据自己的条件做适量的运动，例如散步或做其他轻微活动，对增进健康还是有利的。

运动过程中不要急停

剧烈运动后如立即停下来休息，肌肉的节律性收缩会停止，原先流进肌肉的大量血液就不能通过肌肉收缩流回心脏，造成血压降低，出现脑部暂时性缺血，引发心慌气短、头晕眼花、面色苍白，甚至休克昏倒等症状。

因此，每次运动结束后应调整呼吸节奏，进行一些低热量的活动，如长跑之后逐渐改为慢跑、再走几步、揉揉腿、做几下深呼吸等，这样能使快速血液循环慢慢平稳下来，有利于肌肉中乳酸的清除，消除疲劳；或者简单深呼吸，促使四肢血液回流心脏。

运动者的大脑皮层兴奋性及较快的心跳、呼吸频率，通过适宜的放松徒手操、步行、放松按摩、呼吸节律放松操等可恢复到运动前的安静状态。

所以，每一次健身后要充分做好放松运动，以利于身体的恢复和健身效果的提高。

运动后不可大量饮水

运动时人体水分蒸发较多，饮水对健身者来说尤为重要。但是在剧烈运动后体内盐分随大量的汗液排出体外，饮水过多会使血液的渗透压降低，破坏体内水盐代谢平衡，影响人体正常生理功能，甚至还会发生肌肉痉挛现象。

而且，由于运动时，需要增加心跳、呼吸的频率来增加血液和氧气，以满足运动需要。而大量饮水会使胃部膨胀充盈，妨碍膈肌活动，影响呼吸；血液的循环流量增加，加重了心脏负担，不仅不利于运动，还会伤害心脏。

另外，运动后一次饮大量水，会使胃膨胀，使上腹部鼓起，限制呼吸，待水分进入肝脏后，又会使肝内大量积水，形成暂时性肝肿大，引起肝痛。

所以，剧烈运动后，口再渴也不要一次性喝水过多，应采用"多次少饮"的方法喝水。

补水虽然要视不同的运动强度而定，但都要小口慢喝，水温不能过低，最好选择白开水或矿泉水。对健身时间不超过1小时，运动强度不大的健身者来说，出汗量不会很大，只要在运动前后各喝1~2杯水即可。

对健身时间在1小时以上，运动前应喝1杯水，运动中应每隔20~30分钟喝1杯水，运动后应喝1~2杯水，每杯水300~400毫升，水中应加少许盐，以口感有淡淡的咸味为宜。

综上所述，剧烈运动后可先漱漱口，润润嗓子，稍休息一会儿，先喝一点淡盐水或含盐的饮料，而且不可一次喝得太多，应分几次喝。过30分钟，再根据需要逐步补充水分。故运动后的饮水应做到及时合理、少量多饮为佳。

运动后不可立即吃冷饮

运动往往使人大汗淋漓，尤其是在夏天，随着大量水分的消耗，运动过后总会有口干舌燥、急需喝水的感觉。年轻人大多喜欢买一些冷饮解暑解渴。然而此时人体消化系统仍处在抑制状态，消化功能低下。若图一时凉快和解渴而贪吃大量冷饮，极易引起胃肠痉挛、腹痛、腹泻，并诱发肠胃道疾病。

人在剧烈运动时会大量出汗，毛孔处于张开状态，以利于散发体热。此时如果马上吃冷饮，会使毛孔立即关闭，出汗被迫中止，这样会影响体热散发，容易引起感冒等疾病。同时，突如其来的冷气会刺激口腔食管黏膜，引起头部血管痉挛，使人出现头痛、恶心等症状。

另外，大量吃冷饮对消化道也会形成强烈刺激，运动后咽喉可能处于充血状态，过强的冷刺激会引起喉咙疼痛及声音嘶哑等现象。

而且，在身体温度很高的情况下吃大量冷食可能会伤害肠胃。这是因为体育锻炼可使大量血液涌向肌肉和体表，而消化系统则处于相对贫血状态，这时进食大量冷饮不仅会降低胃的温度，还会冲淡胃液，使胃的生理功能受损，轻者会引起消化不良、呕吐、腹泻、腹痛等急性胃肠炎，重者还可能为以后患慢性胃炎、胃溃疡等胃疾病埋下祸根。

所以，运动后不要立即贪吃大量冷饮，此时适宜补充少量的白开水或盐水。

运动后不可立即吃饭

运动时，运动神经中枢处于高度兴奋状态。在它的影响下，管理内脏器官活动的副交感神经系统则加强了对消化系统活动的抑制。同时，在运动时，全身血液进行重新分配，而且比较集中地供应了运动器官的需要，而腹腔内各器官的供应相对减少。

上述因素使得胃肠道的蠕动减弱，各种消化腺的分泌大大减少。它需在运动结束**20～30分钟**后才能恢复。如果急忙吃饭，就会增加消化器官的负担，引起功能紊乱，甚至造成多种疾病。

运动后不可立即洗澡

不要立刻洗澡：如果这时立即洗热水澡，会增加皮肤内的血液流量，血液过多地流进肌肉和皮肤中，导致心脏和大脑供血不足，轻者头昏眼花，重者虚脱休克，严重的还会诱发其他疾病，因此应格外注意。

而运动后立即洗冷水澡更是弊多利少。运动后如马上洗冷水浴会因突然刺激，使血管立即收缩，血液循环阻力加大，同时机体抵抗力降低，体内产生的大量热量不能很好地散发，形成内热外凉，破坏人体的平衡，这样容易生病。

正确的方法是运动后休息一会儿，等脉搏平稳后再洗澡，水温应高于体温1℃～2℃，这样可以使肌肉得到充分的放松。

备孕期运动要把握好时间

女性在怀孕之前有必要进行适当的运动，这可以给自己本身和未来胎儿的发育带来很多的好处。

有些上班族的备孕男女，由于平时上班没有什么时间运动怎么办呢？这些备孕男女就需要在平时生活中把握能运动的一切时机，比如睡觉前做点轻松的运动，做做瑜伽等，上下班的时候就可以借机走路或者是慢跑之类的。

一般来说一周至少要锻炼3次，每次运动时间为30分钟左右，最好不要超过一个半小时，这样对提高身体素质比较有帮助。

备孕期的运动强度要适当

有些备孕的爸爸妈妈在备孕之前没有运动的习惯，那么，备孕时运动要注意从低运动强度开始慢慢调整，适应一段时间后再调整运动强度。这样可以避免身体素质较低的人因突然的运动而出现不适现象。就算是常常运动的，也需要控制在合理的范围内，不能过于劳累。

一般备孕前的运动主要是以有氧运动为主，比较常见的是慢跑、游泳、散步等一些运动，主要要看个人的喜好，只要不是过于激烈的运动就可以了。很多人在备孕前可能很少做到运动，所以刚开始的时候不用运动太久，强度也可以适当地降低。

一般来说，孕前的运动强度，心跳每分钟不要超过150次。而在运动期间，女性可以通过运动饮料来补充糖原，以预防低血糖的发生。

备孕期运动要量力而行

运动虽能给机体带来许多好处，但是不当的运动也能使机体受到损伤，为了避免伤害，在运动时应注意采取积极主动的方式，因人而异、量力而行。同时应注意运动过程中循序渐进，持之以恒，全面锻炼。

如果准妈妈很少进行运动，或是身体素质比较差，运动时循序渐进很重要。先从一些轻松的活动开始，如每天散步10～20分钟。

孕前运动以运动后不会过于劳累为主，特别是做瑜伽时不要过分追求动作的标准度，以免伤害肌肉和韧带。

保证运动姿势是正确的，错误姿势会伤害到骨骼，比如进行仰卧起坐时，正确的姿势是弯膝盖，手放在脑后，起坐时不要全身起来，感到腹部用力即可，以不感到腰部、颈部受力为度。

选择适当的运动项目

在选择锻炼方法时，应注意由于男女生理结构的不同，选择不同的项目。

对于女性来说，力量小，耐力相对差，但柔韧性及灵活性较强，因此在孕前的1～2个月，女性应该要做好腰腹运动，比如仰卧起坐等。在夏天，可以进行游泳，以增强腰部功能。也可以适当地进行慢跑，增强心肺功能。

选择健美操也不错，对于维持女性的体形有非常好的效果，活动与音乐结合起来，使单调、乏味的肢体运动更生动活泼，运动者不易失去兴趣。同时，健美操的运动是全身性的，并有相当的运动强度能消耗体内过多的脂肪。

而男性的锻炼内容则相对来说较女性选择的余地更大。较之女性，男性的力量感和速度感更强，适合的运动也更多，如跑步、壁球、游泳、俯卧撑、哑铃、单双杠运动等，能提高男性的生殖能力，保持健康的体魄。也可以做一些锻炼耐心和柔韧度的运动，如体操、太极拳。

不管选择什么样的锻炼形式，都应该循序渐进，并坚持不懈。由于机体的变化是缓慢的，也只有不断地锻炼，才能使身得到提高，机体对于外界的防御功能增强。

晚餐之前可以适当运动

在享用丰盛而油腻的饭菜之前进行一定时间的运动，可减少脂肪对血管功能的损害。因为较多脂肪的食物能使血脂水平短暂升高，会对血管内皮的功能造成一定损害，而餐前运动可将这种损害降到最低水平

晚餐前是人们比较饥饿的一个时间段，这时候空腹进行运动，燃烧的往往是身上的脂肪，如果运动时间能持续30分钟以上，燃脂的效果会很不错。但是因为此时是空腹，所以不适合进行太激烈的运动，可以快速散步或慢跑。

睡前的减肥运动很有效

晚上睡觉前进行一些简单的减肥运动，可以达到事半功倍的效果。建议减肥运动最好安排在睡前一小时，以保证身体功能有缓冲时间。可做瑜伽、健身操等运动量小的瘦身运动。

背部
运动

缓慢柔和地向右转动头部，保持肩部不动。看身后的某一个目标，保持5秒后转回。再向左转，保持5秒。重复5次。过程中要避免转动速度过快，以防拉伤颈部肌肉或产生眩晕感。

手臂运动　将两手交叉按在肩部，缓缓地上下运动肘部，使手臂围绕肩关节旋转，每组做 20 次，连续做 3 组。可防止过劳引起的手臂酸麻。

腿部运动　腿部放松运动：背部放松，靠在靠背上，慢慢伸直膝盖，抬起小腿，能够感觉到大腿两侧的肌肉在用力，两条腿可以交替做。坚持 15 次，整个身体会有轻松的感觉。

脚部运动　两腿膝部并拢，身体处于端正坐姿，脚掌放于地面，尽量抬起脚后跟，像跳芭蕾舞般控制好节奏，使脚部有弹性地上下运动。身体尽量放松，具体的次数没有限制，只要感觉舒适便可。这个练习有助于缓解小腿肌肉紧张的状况，帮助加快脚部血液循环。

这套减肥运动可以缓解疲劳。

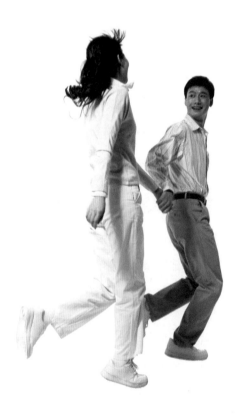

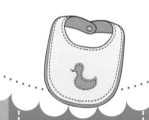

CHAPTER

12

备孕期的
营养与饮食

孕前合理补充营养的好处

孕前合理补充营养，也是优孕优生的一项很重要的内容。越来越多的年轻夫妇开始关注如何科学地生育一个健康宝宝，同时更要保证孕妇的身体健康。

受精卵必须有适宜的生长环境，子宫内膜组织疏松、血管丰富、有供受精卵生长发育的好土壤。受精卵才能在营养丰富的子宫内膜里，生长、发育成为胎儿。另外，丰富的营养，可使亲代传递给子代的生长发育潜力得以充分的发挥。因此，怀孕前应该合理补充营养。

合理营养能使后代遗传潜力得到充分发挥，所谓合理营养是指有充足的热量供应、蛋白质、矿物质、维生素、微量元素等。怀孕前，夫妇可多吃点鸡、鱼、瘦肉、蛋类、豆制品等富含蛋白质的食品，同时还应多吃蔬菜和水果，以保证生殖细胞的发育，给未来的胎儿准备好全面营养。

对某些孕妇存在的特殊营养问题或疾病（如贫血等），应在孕前进行检查和诊断，针对所缺乏的物质和营养加以补充，待恢复或治愈后再考虑怀孕。

怀孕过程中，由于胎儿的生长发育使母体负担加重，孕妇会遇到一些不同程度的功能性或病理性的问题。妊娠期间，孕妇不仅要给腹中的胎儿供给养料，而且要为分娩的消耗和产后哺乳作好营养的储备，因此，怀孕前合理营养和补充某些营养十分重要。

补充营养要均衡

每一个人的饮食习惯之中，或多或少的都会存在一些不健康的习惯，当有了怀孕计划之后，就不得不帮自己培养出一套完美的饮食习惯了。

摄取营养要均衡。食物选择一定要以新鲜天然为原则，如果有可能的话，尽量选择有机食品和绿色食品。

如富含蛋白质的肉类、蛋类，以及含碘的食物，如紫菜等，这些食物可以对宝宝的大脑成长很有帮助，有利于宝宝聪明健康，所以备孕期间可以多补充这些食物营养。

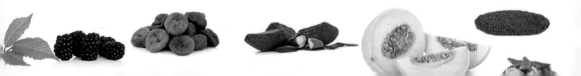

肉类，如鸡肉、羊肉、牛肉富含锌和铜，芝麻、猪肝、芹菜等可以帮助补锌，怀孕需要补充更多的营养，孕前确保营养均衡很必要。

怀孕前的饮食不一定要精、多，而是要合理，不要偏食，要荤素搭配，少吃多餐，品种多样，食物中要有人体所需的营养物质，即蛋白质、脂肪、糖类、纤维素、无机盐（包括微量元素）和水。

总的来说，每天要保证半斤主食，其中一半是粗粮杂粮；还要保证一斤蔬菜，其中一半是绿叶蔬菜；每天一个鸡蛋也非常重要。除此之外，适量吃一些豆制品、瘦肉、鱼类等。

因为孕前的营养饮食习惯对于孕期健康影响甚巨。而且饮食习惯的调整必须要趁早，通常情况下能够在怀孕前半年就开始调整饮食习惯是最好的。

补充营养要因人而异

孕前补充营养也要因人而异，盲目进补是不可取的。身体瘦弱、贫血的女性可以多补充营养，以便增强体质。但是如果女性身体比较胖，这个时候就应该注意避免体重增加过快、营养过剩了。

孕妇在整个怀孕期间体重增加正常在 *12千克* 左右，体重一旦超标对自身和胎儿都不利，容易造成巨大儿。如果孕前体重就"一发不可收拾"，孕后就不容易控制了。

经期吃好有助于受孕

月经期一般每次失血约为30~50毫升，每毫升含铁0.5毫克，也就是说每次月经要损失15~50毫克铁。铁是人体必需的元素之一，它不仅参与血红蛋白及多种重要酶的合成，而且对免疫、智力、衰老、能量代谢等方面都发挥重要作用。因此，月经期进补含

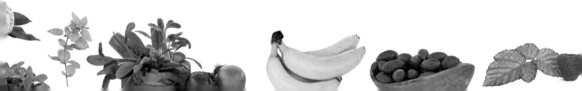

铁丰富和有利于消化吸收的食物是十分必要的。

月经来潮前的一周饮食宜清淡、易消化、富营养。可以多吃豆类、鱼类等高蛋白食物，并增加绿叶蔬菜、水果，也要多饮水，以保持大便通畅，减少骨盆充血。

所以，制定食谱时最好是荤素搭配，月经期仍应遵循平衡膳食的原则，并结合月经期特殊生理需要，供给合理膳食，注意饮食确保生理健康，利于怀孕。

备孕期要远离这些食物

准备要宝宝的夫妻们注意了，孕前饮食调养十分重要，不仅要多吃一些有助于怀孕的食物，还要注意一些禁忌，远离一些不良食物。

爆米花：虽然由玉米加工的爆米花含有丰富的纤维，而且热量比较低，但是现在市面上的爆米花都是加了附加成分来提高口感的，不属于健康的食品。

罐装浓汤：这些罐装浓汤是由盐、添加剂、防腐剂还有一些胡萝卜等营养价值很低的食物，所以备孕中的上班族最好是抽时间为自己炖一锅浓浓的营养价值又高的汤品吧。

比萨饼：比萨在很多人的生活中是比较少吃的，但是现在很多快餐连锁店都有卖。比萨使用的大多是罐头水果，营养成分少，而且比萨含的热量很高，会使人们发胖。

菠菜：人们一直认为菠菜含丰富的铁质，具有补血功能，所以被当作孕期预防贫血的佳蔬。其实，菠菜中含铁不多，而是含有大量草酸，草酸可影响锌、钙的吸收。而备孕期间应该增加钙、铁的吸收，否则影响胎儿的生长发育。

高糖食品：怀孕前，夫妻双方尤其女方，若经常食用高糖食物，常常可能引起糖代谢紊乱，甚至成为潜在的糖尿病患者；怀孕后，由于孕妇体内胎儿的需要，孕妇摄入量增加或继续维持怀孕前的饮食结构，则极易出现孕期糖尿病。

烧烤和油炸食物： 烧烤和油炸的淀粉类食物中含有致癌毒物，可导致男性少精、弱精。此外，重金属镉、农药残留均对精子产生毒性。

啤酒： 如果已经患了肾脏方面的疾病，又无限制地大量喝啤酒，会使尿酸沉积导致肾小管阻塞，造成肾脏衰竭。

奶茶： 这些奶茶多是用奶精、色素、香精和木薯粉（指奶茶中的珍珠）及自来水制成。而奶精主要成分氢化植物油，会减少男性激素的分泌，对精子的活跃性产生负面影响。

味精： 味精主要成分是谷氨酸钠，血液中的锌与其结合后便从尿中排出，味精摄入过多会消耗大量的锌，不利于胎儿神经系统的发育。

胡萝卜： 胡萝卜含有丰富的胡萝卜素、多种维生素以及对人体有益的其他营养成分。研究表明，妇女过多摄入的大量胡萝卜素会引起闭经和抑制卵巢的正常排卵功能，所以准备怀孕的女性不可吃大多。

补肾壮阳要科学

受传统习惯的影响，男子一旦患了性功能障碍病，便认为需补肾，以致不少人滥用"壮阳药"。可是大量服用壮阳药后，虽然可解一时之快，但这样不仅病症不能好转，而且会引发口舌生疮、牙龈出血、口干舌燥等不良反应。

同样是性功能减退这个症状，原因就有多种，进补的方式也完全不一样，要根据症状引起的根本原因进行调理。

肾虚型

肾虚的男性存在腰酸、肢冷、腿软、性功能减退、耳鸣等症状。

进补方案：对于这类男性，可适当吃参类。冬季进补时应该多吃鱼、虾、牡蛎和韭菜等食品。这类食品富含牛磺酸、精氨酸和锌，对男性的肾功能能起到很好的滋补作用。另外，各种鳝类、动物的鞭和甲鱼也是补肾的上佳选择。

脾虚型

脾为先天之本，脾虚之后可使气血不足，导致全身虚弱。有慢性消化不良、怕冷、体力较差等症状，在冬季进补时应该多注意吃山药一类富含淀粉、容易吸收的食品。

进补方案：在保证每日营养均衡的基础上多喝山药粥、大枣粥和鲫鱼汤、鲤鱼汤。若加入枸杞、黄芪等滋补类食物，效果更佳。

另外，经常食用水果，可增加锌和铜的摄入，这与新陈代谢、生长发育以及其他多种生理功能的关系很密切，特别是在维持男子生殖系统的正常结构和功能上起着重要作用。含锌丰富的食物还有紫菜、豆制品。

🌙 最好别在外面吃

繁忙的都市节奏及饮食习惯方式也给许多家庭带来健康隐患。有2/3的家庭饮食搭配习惯是肉菜多过素菜。在外就餐时，快餐和大排档是最多的选择。

长期在外就餐，常会因为蛋白质和油脂类食物摄入过多而导致饮食失衡。而不良的饮食习惯，加上现代人生活舒适度增加、体力消耗变低，摄入的热量消耗不掉，久而久之身体呈亚健康状态，肥胖、高血脂、冠心病等一系列的生理负担和疾病就会接踵而至。

而且经常在外吃饭，造成了饮食无定时，时间一久必然使自身的脾胃功能受到损害。

> 外面售卖的食物，为了追求色香味，通常会使用高温油炸的方法，或者加入大量调味剂，比起家庭烹饪的食物，它们含有更多的致癌物质。

过度加工食物最好不吃

过度加工的食物在制作的过程中都会加入一定量的添加剂，比如人工合成色素、香精、防腐剂等，这些添加剂虽然说都是允许的，但如果过量食用的话对健康同样不利。特别是经过高温处理后食物中的维生素和其他营养成分都已受到一定程度的破坏，如果长期吃这类食品的话很有可能会营养不良。

另外，过度加工的食物往往因含有高盐分，而使钠的含量也偏高，体内的钠含量若过度累积，不只会改变身体渗透压的平衡，造成钾的流失，也让水分滞留在血管内，造成血压上升。

因此，备孕女性应避免吃重口味与过度加工的食物，减少胆固醇的变化，避免营养不良。

忌食隔夜食物

不少人将晚上吃剩下的食物留到第二天继续吃，而这些食物也就成了隔夜食物。并不是每一种隔夜食物都能吃，有些隔夜食物吃了会引起食物中毒的症状。所以，特别是备孕女性，对待隔夜食物一定要谨慎。以下这些隔夜的东西更要注意：

隔夜茶：隔夜茶因时间过久，维生素大多已丧失，且茶汤中的蛋白质、糖类等会成为细菌、霉菌繁殖的养料，所以，人们通常认为隔夜茶不能喝。

隔夜汤：广东人喜欢煲汤，喝不完的汤放入冰箱里，第二天煮滚了再喝，殊不知这种喝法对健康非常不利。最好的汤水保存方法是，汤底不要放盐之类的调味料，煮好汤用干净的勺子勺出当天要喝的，喝不完的，最好是用瓦锅存放在冰箱里。

隔夜茎叶菜：由于部分绿叶类蔬菜中含有较多的硝酸盐类，煮熟后如果放置的时间过久，在细菌的分解作用下，硝酸盐便会还原成亚硝酸盐，有致癌作用，加热也不能去除。

通常茎叶类蔬菜硝酸盐含量最高，瓜类蔬菜稍低，根茎类和花菜类居中。因此，如果同时购买了不同种类的蔬菜，应该先吃茎叶类的，比如大白菜、菠菜等。

隔夜银耳：银耳含有较多的硝酸盐类，经煮熟后如放的时间比较久，在细菌的分解作用下，硝酸盐会还原成亚硝酸盐，有害健康。

不要多吃面包切片

英国一健康研究机构最近发现，超市里常见的咸面包片每年会使约7000人的健康处于风险当中。在英国人的传统饮食中，面包是食盐的最大来源，而过量摄入食盐会导致血压升高，增加心脏病患病率。

在被检测的138种面包中，超过1/3的面包含盐量超过政府规定的1.1克/100克的标准。只需要4片面包，就能达到一个6岁儿童的每日最大食盐摄取量3克，9片就会超过成年人6克最大食盐摄取量。

尤其是备孕中的男女，更应该严格控制食盐的摄入量，选择那些含盐少的面包。最好选择无盐全麦面包、果仁面包等。

房事前不可吃得太油

性生活前，很多人偏爱吃一顿浪漫的大餐，但是，性爱前摄入过多油腻食物的话，会影响男性勃起状态。睾丸激素是非常重要的性刺激因素，能唤起男性性欲，帮助完成勃起，而一顿油腻、不健康的饮食，会极大地抑制睾丸激素的分泌，让男性出现困倦、疲惫感，影响勃起，进而降低性爱质量。

富含精氨酸的食物可增强男性勃起功能，在性爱前吃些这类食物，有助于享受更为美满的性生活。比如天然燕麦、麦片粥、花生、腰果、核桃、绿色蔬菜、根菜类、大蒜、人参、大豆等，能迅速补充能量，对改善男性性功能有益。

科学补充碳水化合物

一般说来，对碳水化合物没有特定的饮食要求。主要是应该从碳水化合物中获得合理比例的热量摄入。另外，每天应至少摄入50~100克可消化的碳水化合物以预防碳水化合物缺乏症。

碳水化合物的主要食物来源有：谷物（如水稻、小麦、玉米、大麦、燕麦、高粱等）、水果（如甘蔗、甜瓜、西瓜、香蕉、葡萄等）、干果类、干豆类、根茎蔬菜类（如胡萝卜、番薯等）等。

人们每天摄入的50%~60%的热量应来自碳水化合物。由于碳水化合物的不同，应科学选择。

尽量多食用含大量纤维的碳水化合物，特别是豆类和全麦类食品。

脂肪必不可少

女性在职场上担任着越来越重要的"角色"。为了能够保持更佳完美的身材，很多职场女性会选择拒绝肉食，长期吃素来保持体重。所以很多备孕夫妻都会忽视脂肪的作用。

脂肪是机体热能的主要来源，且脂肪中的脂肪酸是构成机体细胞组织不可缺少的物质，在准备怀孕的时候，必要的脂肪酸准备是一定要有的。如果孕前一味减肥，摄入低脂食物而使体内脂肪缺乏，将导致受孕失败或者即使受孕了也会危及胚胎的发育。

因此，要孕育健康的宝宝，还要注意脂肪的摄入。

备孕期要摄入蛋白质

蛋白质是人体细胞的主要成分，是胎儿、婴儿生长发育的基本原料。首先，胎儿需要蛋白质构成自己的组织。其次，孕妇本身也需要一定数量的蛋白质来供给子宫、胎盘及乳房的发育。备孕爸爸妈妈一定要注重对优质蛋白质的补充。每天在饮食中至少摄取优质蛋白质50~70克，以备怀孕后所用。

谨防维生素缺乏症

人体内如果维生素不足，就容易引发一些疾病，影响身体健康，医学上将此统称为"维生素缺乏症"。

一般说来，人体吸收维生素的能力与人的年龄成反比，也就是说会随着年龄的增大而减弱。其中最为有效的方法就是调整膳食结构，提高饭菜质量，切忌偏食和挑食，要科学搭配蛋白质、脂肪和碳水化合物的比例。

比如维生素B_1缺乏可引起神经炎和脚气病；维生素C缺乏可引起坏血病；维生素A缺乏可引起夜盲症；而维生素D缺乏可引起软骨病、佝偻病等等。维生素缺乏症的主要病因为：

摄入不足：营养不足，饮食结构不合理（如以精米、精面为主或偏食），烹调方法不当，造成维生素的破坏或流失（如对青菜先切后洗、过度煎炒等）。

吸收障碍：如胃肠及肝胆疾病、长期腹泻等造成的吸收不良。

机体有特殊需要，而摄入量未做相应调整：妇女妊娠和哺乳期，以及重体力劳动和消耗性疾病患者，对维生素的需要量均高于一般人，饮食应做相应调整。

用药不当造成肠道菌丛失调：不少维生素是靠肠道菌来合成的，当长期大量使用抗生素等药物时，可能过度抑制或杀灭肠道的正常细菌，导致维生素合成不足。

预防维生素缺乏症的最好办法是不偏食和尽量减少食物中维生素在存放、烹调过程中的损食。必要时可按医生建议适当服用维生素类药物，但应注意不可过量。过量服用维生素类药物不仅会造成浪费，还会导致中毒等严重后果。

一定要补充微量元素

　　备孕女性的合理平衡膳食，能够基本满足每日所需，比如钙，每天喝两杯牛奶，基本能满足体内钙质所需，并且过量补充也不可取。但可能通常会忽略微量元素的补充，比如锌、碘等。

碘

　　体内缺碘的情况下怀的宝宝在大脑、听觉以及智力等方面可能会有些迟钝的，所以补碘很重要，可以在日常的生活中吃一些含碘类的食物比如紫菜、海带等的食物。

锌

　　锌具有影响垂体促性腺激素分泌，促进性腺发育和维持性腺正常功能的作用。缺锌不但使人体生长发育迟缓，身材矮小，而且可致女性乳房不发育，没有月经，男性精液中精子数减少，甚至无精子。

　　因此，缺锌也是导致男性不育和女性不孕的一个原因。多吃一些含锌丰富的食物，可通过性激素分泌的增加，促进第二性征的发育，使精子数量增多或促进排卵，从而增加受孕机会。

　　植物性食物中，含锌量比较高的有豆类、小米、萝卜、大白菜；动物性食物中，以牡蛎含锌最为丰富。

锰

　　如果体内缺锰，怀的宝宝很容易出现一些关节变形的情况，甚至会引起先兆流产，一般情况下只要谷类、蔬菜、水果搭配合理的情况下是不会缺锰元素的，但是如果吃的食物都是精细的面粉类是比较容易缺锰元素的。

孕前加强叶酸可防胎儿畸形

叶酸也叫维生素B₉，是一种水溶性维生素，在所有生命体中都有叶酸的参与。因为维生素B₉最初是从菠菜叶中提取得到的，故又称为叶酸。叶酸是胎儿生长发育不可缺少的营养素，一旦孕妇出现叶酸缺乏现象，则有可能导致胎儿出生时出现低体重、唇腭裂、心脏缺陷等，导致胎儿畸形。因此，准备怀孕的女性应及时补充叶酸。

在怀孕的头三个月，人体的神经管开始发育，神经细胞开始分裂，这个时候如果叶酸缺乏，神经管发育会不全，容易出现畸形儿。如果在此关键时候补充叶酸，可使胎儿患神经管的危险减少50%～70%。

所以，妇女在准备怀孕的前三个月就要开始补叶酸，以防止小宝宝来时，自己还没做好准备，措手不及。并且至少补充到在怀孕后的前三个月。

对于计划想当爸爸的男性而言，叶酸不足会降低精液的浓度，还可能造成精子中染色体分离异常，会给未来的宝宝带来患严重疾病的极大可能性。计划中的准爸爸、准妈妈们，都不要忘记补充叶酸。

补充叶酸需注意：

长期过量服用叶酸会干扰准妈妈的锌代谢，锌一旦摄入不足，就会影响胎儿的发育。

准妈妈最好能在医生的指导下服用叶酸制剂。

如果曾经生下过神经管缺陷婴儿的女性，再次怀孕时最好到医院检查，并遵医嘱增加每日的叶酸服用量，直至孕后12周。

怀孕前长期服用避孕药、抗惊厥药等，可能干扰叶酸等维生素的代谢。计划怀孕的女性最好在孕前6个月停止用药，并补充叶酸等维生素。

叶酸不宜与维生素C同补，叶酸在酸性环境中易被破坏，在碱性和中性环境中比较稳定；而维生素C及维生素B_2、B_6在酸性环境中才比较稳定。如果在补充叶酸的同时服用维生素C及维生素B_2、B_6，由于二者的稳定环境相抵触，吸收率都会受影响。鉴于此，它们之间服用时间最好间隔半个小时以上。

清淡少盐的膳食最科学

膳食要清淡少盐，就是说平常饮食不要太油腻、太咸，不要摄食过多的动物性食物和油炸、烟熏、腌制食物。

清淡少盐并不是说一点盐都不吃，而是适当少吃些盐。研究表明，正常准妈妈每日的摄盐量以不超过6克为宜。其中1/3由主食提供，1/3来自烹调用盐，剩余1/3来自其他食物。

在一般情况下，怀孕后和怀孕前在盐的摄入上差别不是很大。但患有心脏病或肾脏病的准妈妈，以及体重增加过度，特别是同时还发现水肿、血压增高的准妈妈应忌盐，即每天不得吃超过1.5~2克盐。

在日常生活中应注意，逐步改变口味过咸、过重的习惯，减少过量使用食盐和酱油；限制每天食盐的使用，可以用限盐勺来控制盐的摄入，每餐按量放入菜肴。还要注意减少酱菜、腌制食品以及其他过咸食品的摄入量。

烹调油包括植物油和动物油，植物油一般含脂肪99%以上，不含胆固醇。烹调油是人体所需能量的主要来源之一，是人体所需脂肪的重要来源。同时还是必需脂肪酸亚油酸和亚麻酸的主要来源。

脂肪摄入过多，可引起肥胖、血脂升高、动脉硬化、冠心病、高血压、脂肪肝、胰腺炎等疾病，因此，世界卫生组织建议每人每天食入烹调油不宜超过30克。

因此，在选用烹调油时，应选用多种植物油，经常更换烹调油的种类。少用或不用动物油。少用油煎、油炸的烹调方法，油煎炸后的食物能量会增加许多；富含淀粉类的食品，如面粉类、薯类食品等，油炸时可能会产生丙烯酰胺等有害成分，不宜多吃。多采用炖、焖、蒸、拌等方法。

早餐要讲究

营养学家认为早餐是非常重要的一餐，对人的健康十分重要，因为它提供了展开一天所需的能量。不吃早餐会令人更易肥胖，因为身体感觉较饥饿，以后的食量会增加，并且降低了新陈代谢率，脂肪更容易积聚。早餐应该吃得最多、最丰富。

早餐要提供足够能量供生命活动需要，如牛奶、豆浆、面包、鸡蛋等高能量食物。牛奶含有丰富蛋白质、矿物质、各种维生素等营养，满足人体一天的能量需要，此外，由于现代人的饮食过于精细，早餐配合些杂粮食用，营养更健康全面。

中式早餐，无论是稀饭咸菜，还是豆浆烧饼油条，在营养上都不太理想。

喜欢吃稀饭的准妈妈，可加小米或红豆煮，不要煮得太稀，这样可以增加蛋白质、矿物质和纤维素。佐食小菜应该加肉松、鸡蛋或花生米、豆腐干等，也都可以增加蛋白质。餐后再加一些水果最好。

麦片可以保持较充沛的精力，还能降低体内胆固醇的水平。天然的、没有任何糖类或其他添加成分在里面的麦片最好。可以按照自己的喜好加一些花生米、葡萄干或是蜂蜜。

> 营养健康的早餐应该包括丰富的优质蛋白质、各种矿物质和维生素，或者说包括粮谷类、蛋白质和蔬菜水果三大必需品，缺一不可。

同时，早餐坚决不主张油腻，因为高脂肪食品会导致大脑供血不足，早上吃太多油腻食品，如油条、油饼、巧克力、汉堡包等，上午容易犯困、注意力不集中，经过油炸的面粉，如油条，其中的营养素还被破坏。同样道理，如果早餐吃鸡蛋，建议尽量选择煮鸡蛋而非煎鸡蛋。

午餐可适当多吃

俗话说，早餐要吃好，午餐要吃饱，晚餐要吃少。但要做到三餐均衡营养还真不容易，尤其是匆匆忙忙的那顿午餐，很多人往往是应付了事。备孕中的男女，可不能像平时一样，除了注意营养外，也要适当多吃些，保证热量。

人的身体自我调节能力很强，一两餐吃不好看不出什么问题，但一两年、三五年下来，早晚会出问题：疲劳、失眠、腰酸背痛、手脚麻木等一系列亚健康症状甚至糖尿病、高血压、高血脂、冠心病等出现时，为时已晚。更何况备孕中的男女，更要注意自身的营养健康了。

午餐宜选择淀粉含量高的谷类，如米饭、面条等，避免含蔗糖较多的食物，如甜食、饮料等容易引起肥胖，不宜作为主食。午餐若选择米饭，量宜在75～150克。除了选择谷类，午餐中若有粗粮就更好，这样下午的血糖会更稳定，释放缓慢，使大脑中的糖来源更持久。粗粮可选择玉米、荞麦面等。

有些高蛋白质食物脂肪含量也高，因此要控制好摄入量，最好多选择脂肪含量少的豆制品和鱼类。以肉类为例，午餐时纯肉类在75克左右比较适当。一些女性因担心身体发胖，午餐时刻意少吃米饭等主食，其实当身体需要的主食不够时，会相应地多吃肉类或油腻食物，这样更容易发胖。

晚餐要少且清淡

晚餐的原则是少而清淡。晚餐不应吃得过饱，不应油腻，否则会影响睡眠。晚餐不宜吃得过晚，因为晚上吃的食物还没有来得及消化、吸收，便卧床休息，会对夜间的睡眠不利，影响第二天的精神状态。

营养晚餐的食物应包括瓜果蔬菜类、大豆及其制品类、鱼禽蛋奶类等三大类食物，所占比重分别为60%、10%、30%左右较为适宜。要重视菜谱色、香、味、形、质的合理搭配。

晚餐要早吃，最好6点前就吃完，最晚也不能超过7点。否则过了这个点之后，吃进去的东西只能被吸收转化不到一半，剩下的就基本变成脂肪了。

晚餐要吃得少，除了量少之外，还要少吃淀粉类食物。一般来说，晚餐只吃八分饱即可，只有减少了热量摄入，才会因为消化不良，导致胃病或肥胖。

偏食容易引起营养不良

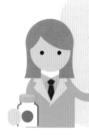

中国营养学会建议孕前准妈妈每天摄入为：植物油25～30克，盐6克，奶类及奶制品300克，大豆及坚果类30～50克，畜禽肉类50～75克，鱼虾类50～100克，蛋类25～50克，蔬菜类300～500克，水果类200～400克，谷类、薯类及杂豆类250～400克，水1200毫升。

偏食的人容易缺乏某些营养，这样不仅对身体健康不利，还会影响精子和卵子的质量，不利于怀孕。所以，有偏食习惯的准爸妈，在备孕时就要开始调整自己的饮食结构和习惯。每天吃齐四类食物，五谷、蔬果、豆乳类和鱼蛋肉类，每周还要适量食用一些坚果、菌藻类等食物，做到营养全面均衡。

忌空腹吃糖

空腹不宜吃糖主要基于以下原因：

一是当人空腹时吃糖，糖基本上可以不经过消化就能被人体立即全部吸收。更为重要的是，糖几乎可以不经过人体的任何代谢过程就能直接进入血液。这些糖使人体血糖水平明显升高，而身体为了维持一个健康合理的血糖水平，必然会分泌大量的胰岛素来调节。这样一来，身体就会表现为暂时性的高血糖，而高的血糖水平对身体健康是有害的。

空腹吃糖还会抑制蛋白质的吸收，影响发育。营养师说，糖只能满足身体热能的需要，却不能代替蛋白质、维生素之类的营养物质。空腹时吃进去的糖类食品，会改变蛋白质的分子结构，使其成为一种聚糖物质，这种聚糖物质有碍于身体对蛋白质的吸收和利用，使蛋白质的营养价值大为降低。

此外，空腹吃糖过多，葡萄糖在体内可转变为磷酸丙糖，在肝内合成低密度脂蛋白，使血中甘油三酯等脂肪物质增多。体内甘油三酯增多可使血流减慢及血黏度增加，微血管中红细胞和血小板更能发生聚集和阻塞，重者可导致心、脑、肝及肾对氧的利用减少而造成器质性病变。

但是身体处于低血糖状态时，空腹吃糖是一种有效的急救手段。

零食要讲究

首先，除了正常的一日三餐的营养，备孕女性还需要多摄入蔬果汁，水果和蔬菜富含维生素、矿物质、活性酶、叶绿素、膳食纤维和天然植物化学物质，特别是抗氧化剂。

豆浆还是安全的植物雌激素的来源，是非常健康的女性食品，代替咖啡和奶茶再好不过；葡萄干和大枣能补气血，利水消肿，其含铁量非常高，可以预防孕期贫血和浮肿。

坚果也可以吃，核桃是最著名的补脑食物——它富含多种维生素、矿物质、氨基酸、脂肪酸、抗氧化剂和膳食纤维等，特别是亚麻酸和维生素E对改善记忆力益处多多。板栗含有丰富的蛋白质、脂肪、碳水化合物、钙、磷、铁、锌、多种维生素等营养成分，有健脾养胃、补肾强筋、活血止血的功效。

酸奶里面含益生菌，可以调理肠胃，同时又富含蛋白质，是补充蛋白质很好的来源。而且酸奶清凉、爽口，很容易被消化吸收。奶酪，1千克奶酪制品都是由10千克牛奶浓缩而成的，具有丰富的蛋白质、B族维生素、钙和多种有利于准妈妈吸收的微量营养成分。天然奶酪中的乳酸菌有助于准妈妈的肠胃对营养的吸收。

海苔浓缩了紫菜当中的各种B族维生素，特别是核黄素和烟酸的含量十分丰富。它含有15%左右的矿物质，多种微量元素与大量的矿物质，有助于维持人体内的酸碱平衡，而且热量很低，纤维含量很高，对准妈妈来说是不错的零食。但我们在选择海苔时一定要选择低盐类的。

此外，鱼干和牛肉干，可以缓解饥饿，又能补充营养，所以也是可选的零食。不过最好是选择自制或是无添加剂的鱼干和牛肉干。

女性备孕还缺少不了奶制品和麦片、芝麻糊等。麦片中含有丰富的纤维，能促进消化，提供B族维生素。因此，这些零食的摄入有助于身体健康，也有助于备孕。

不要饮浓茶

茶叶中含有茶多酚、芳香油、矿物质、蛋白质、维生素等营养成分。每天喝3~5克茶，特别是淡绿茶，对加强心肾功能、促进血液循环、帮助消化是大有好处的。

备孕期间是可以喝茶的，但是不要喝浓茶，每500毫升浓红茶大约含咖啡因0.06毫克。咖啡因具有兴奋作用，茶叶中含有鞣酸，鞣酸可与食物中的铁元素结合成为一种不能被机体吸收的复合物。备孕期如果过多地饮用浓茶就有引起妊娠贫血的可能。

可喝红糖姜茶，将姜剁碎，加入红糖，水少许，隔水蒸半小时左右。然后分成6份，从月经结束后第二天起，每天早上空腹兑开水喝。有活血暖宫、暖胃的功效。

消化不良女性备孕期的饮食

日常生活无规律，极易产生肠道消化不良的毛病。这类型的人因为体内热量过高或体力不足，连带胃肠作用也弱，所以要将少量营养价值高的食物，制成易消化状来摄取。

最好采取少食多餐的方式，一天分4~5次进食。

可多吃些肉、鱼、贝类、蛋、内脏等；避免吃酸性食物、生食以及性寒的食物。

神经质女性备孕期的饮食

　　职业妇女由于工作过度劳累、人际关系紧张、社会压力大的原因，极易产生精神状态不稳定的现象。

　　神经质型的人精神状态不稳定，尽量避免吃辣味食物如芥菜、胡椒、姜、辣椒、咖喱；有兴奋作用的食物如肝脏、咖啡；烤的食物如煎饼、烤饼、烤土司、烤鱼、烤肉；甜卤味食物如用糖、酱油来煮菜。这些食物有刺激性，会破坏神经平衡。多吃些贝类、海藻类、莲藕等。

　　吃饭前，要先躺下来休息10~30分钟，然后对耳朵做指压，并让眼睛得到充分的休息。另外不要让肚子太饿，也不要暴饮暴食。

 贫血女性备孕期的饮食

　　贫血是妊娠常见的并发症，部分原有的贫血情况因妊娠而加重，部分在妊娠后发生。而贫血对母婴都会造成影响，其中轻度贫血妊娠后对母婴影响较少；重度贫血可增加母体妊娠期并发症如妊娠高血压、感染，甚至贫血性心力衰竭，而对胎儿影响则较大，如早产、胎儿发育不良、胎儿宫内窘迫等发病率均增加。

　　妇女在怀孕前如有贫血，应在孕前进行咨询，并查清贫血的原因和程度，做出评估和处理，免得妊娠后贫血加重，甚至危及母婴安全。所以，贫血的女性备孕一定要及时补铁。

　　在孕前准备阶段，多吃一些富含矿物质的动物肝脏，比如卤鸡肝、猪肝等；多吃胡萝卜、蛋黄。这些食物可以补充维生素A，有助于铁的吸收；鸭血汤、瘦肉、豆类、菠菜、苋菜、番茄、红枣等食物含铁量都较高，可经常吃。

远离碳酸饮料

碳酸饮料的成分大部分都含有磷酸，这种磷酸却会潜移默化地影响骨骼，常喝碳酸饮料，骨骼健康就会受到威胁。因为人体对各种元素都是有要求的，大量磷酸的摄入就会影响钙的吸收，引起钙、磷比例失调。

从体内排出的磷酸越多，那么排出的钙也就越多。血液中的钙被过量地排出，那么身体就会自动地将骨骼中的钙输到血液中，最终就会造成骨质疏松。由于孕妇在怀孕期间本来就容易缺钙，而钙又是对胎儿不可缺少的成分，所以备孕期要少喝碳酸饮料。

另外，碳酸饮料中也含有像咖啡、红茶中含有的咖啡因，只是含量较咖啡、红茶相比低了很多，因此往往被忽略。咖啡因对人体的影响是众所周知的，而且它还会促使子宫收缩。

人们常常喜欢喝冰冻的碳酸饮料，因为冰冻过的碳酸饮料会喝上去没那么甜腻。如果超量的喝的话，会造成糖分摄取超标。

碳酸饮料的成分多种多样。但是其中不会少的一定是糖分、香料、碳酸水，有些还包括人工色素，甚至还有包括酒精的，备孕的准爸妈要远离。

不可多食辛辣食物

在备孕期间尽量不要吃任何的辛辣食物，这类食物会成为备孕的严重障碍。研究发现，辛辣食物会引起正常人的消化功能紊乱，比如像胃部不适、消化不良、便秘等，如果长期如此的话还有可能会导致痔疮。

而对于怀孕的孕妇而言，随着胎儿的一天天长大，这一情况本身就影响着孕妇的消化功能以及排便，如果准妈妈们还是保持吃辛辣食物的习惯，胎儿就极易出现胎热的情况。同时还会严重地影响到孕妇对胎儿营养的供给，甚至还有可能会导致难产。

因此，辣椒不宜多吃，备孕期也最好少吃。为了生一个健康的宝宝，在备孕前3个月就应该少食或不食辣椒。

咖啡最好不要喝

在备孕期间的女性朋友还要注意，在备孕前的三个月时间内就应该尽量的不喝咖啡或者是任何一种含有咖啡因的饮料。

咖啡中含有丰富的咖啡因，经常喝咖啡的女性，会出现钙流失，如果怀孕前不能戒除咖啡因的摄入，会加大女性的怀孕难度。女性过多摄入咖啡可致雌激素分泌减少，而体内雌激素水平下降，就有可能对卵巢的排卵功能构成不利影响，从而间接抑制受精卵在子宫内的着床和发育。

据了解，平均每天喝咖啡超过3杯的年轻妇女，其受孕机会要比从不喝咖啡的妇女降低27%；每天喝2杯咖啡的年轻妇女的受孕机会比不喝咖啡的妇女低10%左右。

咖啡也会损伤男性精子，导致男性精子质量下降。

女性如果养成了多年喝咖啡的习惯，要想在短时间内不喝的确有些难度，那就试着先少喝，给自己一个过渡期，比如多吃水果和蔬菜，多运动出汗，慢慢减少喝咖啡的次数等等。通过一段时间的调整之后，再开始备孕。

方便食品尽量不吃

方便食品只是作为一种应急食物，并非是主食。所以在不必要的情况之下尽量少食用方便食品。如果长期食用，不仅会让身体的营养缺乏，并且可能引发一些因为油脂过多而产生的疾病。

方便食品含油脂通常在16％~20％之间，蛋白质含量不超过10％，其余成分主要是淀粉。从营养价值来说，方便食品的营养水平低于馒头、烙饼之类的普通面食，而油脂则比普通蒸煮面食要高得多。

方便食品实际上只是一种加了油加了盐的主食，不能替代蔬菜、水果、肉类、蛋类、奶类等多种食品。对备孕女性来说，营养远远不够。

腌制食品要少吃

尽量少吃腊肉、香肠、咸鱼等各种腌制品，因为其中含有致癌物。对身体很不利。特别是一些过敏体质的女性，对于这类食物更应该避免食用，以免将来对胎儿造成不可逆转的影响。

> 在怀孕期间吃这些腌制的食品，还会导致出现流产、早产等情况，甚至还会造成胎儿畸形。

各种咸菜和其他过咸食物也要少吃，养成清淡口味习惯，减少孕期浮肿和高血压的危险。

排毒食物

准备怀孕最重要的是保证自己身体的健康，有些人会出现上火、口臭、腹胀、消化不良、便秘等症状。如果这些毒素长时间滞留在肠道内不排出，会被重新吸收进入体内，给健康造成危害。因此，备孕的夫妻应多吃一些具有排毒润肠作用的食物。

说到排毒食物，最好的自然是水果和蔬菜，备孕期内女性切忌大鱼大肉、大量进补，不利于顺利受孕不说，还会导致胃肠消化不良。身体不能吸收到相应的营养成分，从而出现便秘等症状，时间一长就会积累毒素，出现脸上长痘、小便赤黄、食欲下降等不良反应。

女性备孕期间应该多吃水果蔬菜，保障维生素和水分的摄入，促进肠胃蠕动，健康排毒，将肠道内的有毒物质在粗纤维的吸附之下排出体外。

魔芋：中医称之为"蛇六谷"，是有名的胃肠"清道夫""血液净化剂"，能有效清除肠壁上的废物，预防便秘。

黑木耳：黑木耳所含的植物胶质有较强的吸附力，可吸附残留在人体消化系统内的杂质，清洁血液。

海带：海带中的褐藻酸能减慢肠道吸收放射性元素锶的速度，使锶排出体外，具有预防白血病的作用。此外，海带对进入体内的有毒元素镉也有促排作用。

草莓：具有生津润燥、促进消化吸收等作用。草莓所含的多种有机酸、纤维素、果胶和矿物质等能清洁肠胃、缓解便秘。

 排毒食谱

清炒海带

原料　水发海带300克，葱250克，麻油30克，醋8克，白糖20克，酱油10克。

制作方法

① 将海带洗净，切成2厘米的菱形片，葱切成2厘米的段。

② 砂锅内垫上竹垫，将海带、大葱一同放砂锅中，加酱油、白糖、醋和少许开水，上火烧沸后加入麻油。

③ 加盖用小火焖煮，至海带、葱均软时，上大火收稠汤汁，起锅装盘即成。

紫菜肉末汤

原料　紫菜，瘦肉，鸡蛋。

制作方法

1. 首先用油将葱花爆香，放入姜进去爆一下。然后将洗好的紫菜放进去炒。

2. 炒几下，可以加水了。在等水开的时候，就把瘦肉剁成肉末，放入盐、糖、味精调好味备用。

3. 水开了以后，要再煮多一会，然后加入肉末，记得加入肉末的时候，要用筷子搅拌，不然肉会结成一团。等肉熟了，先尝尝味，可以了再打入鸡蛋，一边搅一边慢慢放入，使蛋好像白云般浮在汤面。

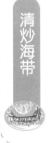
鸡肉炒木耳

原料　鸡肉，木耳，生姜。

制作方法

1. 黑木耳泡发，洗净、去蒂，生姜、红辣椒、大蒜子切片，鸡肉加生抽、黄豆酱先放入冰箱腌制。

2. 热油锅爆香姜片、蒜片，倒入腌好的鸡肉煸炒至鸡肉变色。

3. 加入红辣椒、黑木耳和少许盐，翻炒均匀后即可。

清热食物

"苦"味食品是"火"的天敌，最佳的苦味食物首推苦瓜，不管是凉拌、炒还是煲汤，只要能把苦瓜做得熟且不失"青色"，都能达到"去火"的目的。除了苦瓜，还有其他苦味食物也有不错的"去火"功效，如杏仁、苦菜、苦丁茶、芹菜、芥蓝等，同样能清热解暑。

夏季蔬果多，甘蓝菜、花椰菜和西瓜、山楂、苹果、葡萄等富含矿物质，特别是钙、镁、硅的含量高，有宁神、降火的功效，因此在夏季应多吃和常吃这些食品。

雪梨：有生津、润燥、清热、化痰等功效。

银耳：有"菌中之冠"的美称。银耳性温润，比雪梨更适合体寒或肠胃不好的人，同时又有益气清肠的作用。

绿豆汤：号称解百毒的绿豆汤，有帮助排泄体内毒物、加速新陈代谢的功效。

清热食谱

绿豆海带汤

原料　海带 200 克，绿豆 60 克。

制作方法

① 把海带洗净切成细丝，用开水烫一下；捞出，控净水。

② 大米、绿豆、陈皮分别洗净。

③ 砂锅内倒入清水 1000 克，加入大米、绿豆、海带、陈皮，用旺火烧开。

④ 改用慢火煮至绿豆开花，放红糖可食。

苦瓜粥

原料　粳米 100 克，苦瓜 50 克。

制作方法

① 粳米淘洗干净，用冷水浸泡半小时，捞出，沥干水分。

② 苦瓜冲洗干净，除去瓜瓤，用冷水浸泡后捞出，切成丁。

③ 锅内加入约 1000 毫升冷水，将粳米放入，先用旺火烧沸。

④ 加入苦瓜丁，然后改用小火熬煮即可。

补气食物

　　从中医角度而言，促进排卵就要从补肾补气开始，补肾气才可以让子宫、卵巢有充足的动力运作。补肾益气不一定要多名贵的食材，一些日常常见的食物，尤其是黑色、红色的食物都有益气效果。

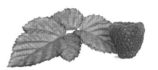

　　山药：山药尤宜于春季食用，它营养丰富，健脾益气，可防止春天肝气旺伤脾；可以补肾益精，增强人体抵抗力。

　　大枣：大枣性味甘平，尤宜春季食用。

　　韭菜：俗话说"韭菜春食则香，夏食则臭"。春天气候冷暖不一，需要保养阳气，而韭菜性温，最宜人体阳气。

　　莴笋：莴笋含有多种维生素，其中以铁含量较丰富。

　　黑豆：黑豆有补肾、健脑润肺、养血乌发的作用。

 ## 补气食谱

红枣小米粥

原料　小米一把，红枣3颗。

制作方法

① 将小米、红枣洗净，小米浸泡1个小时备用。

② 将小米先放入煲锅内，煲到熟后，加入红枣，文火再煲15分钟，就可以了。

③ 如果喜欢红枣也软烂一些，可以和小米同时煲。

黑豆糯米粥

原料　黑豆100克，糯米100克。

制作方法

① 将黑豆，糯米清洗干净后，浸泡1个小时备用。

② 将食材和水放在锅内，用温火煮成粥，放入少量调味即可食用。

③ 具体吃法是月经干净后第一天开始连吃6天，食用量也不需要太多。黑豆可以先浸泡12小时再煮熟，可加少量盐。

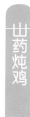

山药炖鸡

原料 300克山药，1只土鸡，50克小白菜，20克枸杞；盐、鸡精、料酒各适量。

制作方法

① 山药去皮、洗净、切厚片；小白菜洗净；土鸡洗净、剁小块。

② 砂锅里放水，下鸡块、枸杞、山药片和料酒，先用旺火烧沸，再改用小火慢煨1小时；待鸡肉、鸡骨脱开，加盐、鸡精、小白菜，然后煮沸即可。

补血食物

补血，是女人一辈子的功课。特别是对于准备怀孕的女性来说，补血就更显得重要。充盈的气血是健康母体的前提条件，不论是为了自己的身体健康，还是为胎儿提供一个良好的生长环境，都应早做准备。日常生活中，补血食物很多，主要有以下几种。

苋菜： 苋菜含有丰富的钙质与铁质，尤其红苋菜富含维生素C，更是蔬菜类铁质含量前三名的明星菜。

猪肝： 每100克猪肝含蛋白质21.3克，脂肪1.4克，糖类1.4克，钙11毫克，磷270毫克，铁25毫克，以及多种维生素等。

鹌鹑蛋： 每100克鹌鹑蛋中含蛋白质12.3克，脂肪12.3克，糖类1.5克，钙72毫克，磷238毫克，铁2.9毫克，其所含赖氨酸、胱氨酸均比鸡蛋高。

荔枝： 荔枝含有丰富的铁元素，能滋养肝血，可促进血液循环，尤其是虚弱贫血者四季皆宜的滋补佳品。

葡萄： 葡萄含有大量铁和钙，葡萄干中的铁和钙含量更多，是老年、妇女及体弱贫血者的滋补佳品。

樱桃： 樱桃的含铁量特别高，而铁是合成人体血红蛋白、肌红蛋白的原料。多吃樱桃，可以有效防治缺铁性贫血。

桃： 桃子中的铁含量较其他水果多，仅次于樱桃。对治疗缺铁性贫血很有作用。

牡蛎： 每100克牡蛎含蛋白质11.3克，脂肪2.3克，糖类4.3克，磷18毫克，钙78毫克，铁3.5毫克，锌100毫克及多种维生素。

补血食谱

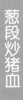**葱段炒猪血**

原料　猪血 250 克，小葱 100 克，姜丝、油盐、料酒适量。

制作方法

① 把猪血洗干净，切成 3 厘米见方的大小块，放入锅里用开水汆烫一下，捞出控水。

② 炒锅放油，烧至八成热，放入姜丝、猪血和料酒翻炒，待猪血快炒熟时，放入小葱炒软，出锅前加入适量的盐调味即可。

牡蛎饭

原料　大米 200 克，牡蛎 200 克。

制作方法

① 把牡蛎去壳洗净，并沥干水分。

② 饭蒸到八成熟，放入牡蛎并且一同蒸熟。

③ 拌上酱油、辣椒面、葱花后即可食用。

猪肝粥

原料　猪肝 200 克，大米 200 克。

制作方法

① 猪肝洗净切片，用淀粉和盐腌上备用。

② 大米加水煮粥，快熟时放入腌好的猪肝。

③ 煮至熟透，出锅时撒上葱花即可。

 滋阴食物

若阳气过旺易使身体燥热、上火及伤阴，使体内津液不足而烦躁、失眠、疲累，女性皮肤易干燥、有细纹，男性则可能有性功能障碍。备孕男女可以采用食补的方式代替药补。

乌鸡： 有调经、润肤、抗衰老作用，具有很好的补血养阴功效，正是适合孕前和孕中身体储备大量血液和体液时吃。煲汤食用效果更佳。

鲍鱼： 具有很好的滋阴润燥功效，且略偏温性。鲍鱼不似人参、鹿茸之类的火性，属于清补之类，不会引起上火的现象，是最适合备孕期间养阴补血的食物之一。

百合： 鲜百合作为一道菜品越来越普及，孕前和孕中都适合多吃，可以补益肺肾之阴，肺相当于天，而肾相当于地，肺阴足了，可以像下雨一样通过下注的体液来滋润肾，而肾阴足了，也可以像蒸发地表水一样，使多余的体液上行来补充肺阴。一个食品具有两重养阴的功效。

白萝卜： 白萝卜具有滋阴润燥、开脾健胃的功效。俗话有"冬吃萝卜夏吃姜"的说法。

滋阴食谱

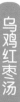

原料　乌鸡一只，红枣若干，枸杞若干。

制作方法

① 将红枣和枸杞洗净并浸泡。

② 乌鸡剁块，锅内放水，乌鸡凉水下锅，大火烧开，焯出血沫，捞出乌鸡用清水洗净备用。

③ 换砂锅，放水，并放入乌鸡、红枣、葱、姜，大火烧开，小火焖1小时后，放入枸杞，再焖10分钟，然后加入盐调味，即可食用。

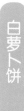

原料　白萝卜、面粉各150克，猪瘦肉100克。

制作方法

① 白萝卜洗净、切丝，用油翻炒至五成熟，备用。

② 猪瘦肉洗净、剁碎，加白萝卜丝、调料，调成白萝卜馅。

③ 将面粉加水和成面团，揪成面剂，擀成薄片，包入萝卜馅，制成夹心小饼。

④ 锅置火上倒油烧热，放入小饼烙熟即可。

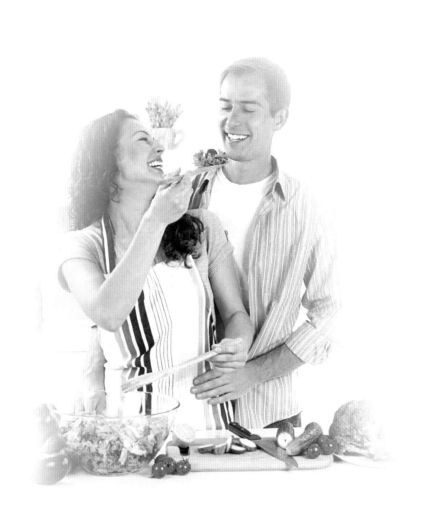

图书在版编目（CIP）数据

备孕期调养全攻略 / 王欣煜，贾清华主编.
— 北京：中国医药科技出版社，2018.8
（宝贝计划系列）
ISBN 978-7-5214-0320-6

Ⅰ. ①备… Ⅱ. ①王… ②贾… Ⅲ. ①妊娠
期—妇幼保健—基本知识 Ⅳ. ① R715.3

中国版本图书馆 CIP 数据核字（2018）第 110978 号

美术编辑　陈君杞
版式设计　锋尚设计

出版　　中国健康传媒集团 ｜ 中国医药科技出版社
地址　　北京市海淀区文慧园北路甲 22 号
邮编　　100082
电话　　发行：010-62227427　邮购：010-62236938
网址　　www.cmstp.com
规格　　710×1000mm　¹/₁₆
印张　　14¹/₄
字数　　211 千字
版次　　2018 年 8 月第 1 版
印次　　2018 年 8 月第 1 次印刷
印刷　　北京盛通印刷股份有限公司
经销　　全国各地新华书店
书号　　ISBN 978-7-5214-0320-6
定价　　48.00 元